U0211193

海龟先生的心理疗愈

◆ 用寓言故事治愈心灵 ◆

〔加〕塞尔日·马基 著
宋义铭 译

中国水利水电出版社
www.waterpub.com.cn
·北京·

内 容 提 要

这是一本颇具哲学意味的心理学著作。作者通过描述海龟先生的心理疗愈过程，其间穿插一个个崭新的、充满诗意的寓言故事，隐喻了人类的本性。猫头鹰和海绵，牡蛎和老人……这一个个丰富而独特的故事，都是在邀请大家同海龟先生一起，深度观察自我、改变自我：自恋、完美主义、焦虑型依恋、抑郁症、双向情感障碍……本书故事性较强，语言也风趣幽默，是一本人人可读的心理学入门书。

北京市版权局著作权合同登记号：01-2020-6103

图书在版编目（CIP）数据

海龟先生的心理疗愈 : 用寓言故事治愈心灵 / (加)塞尔日·马基著 ; 宋义铭译. -- 北京 : 中国水利水电出版社, 2021.1
ISBN 978-7-5170-9342-8

Ⅰ. ①海… Ⅱ. ①塞… ②宋… Ⅲ. ①精神疗法 Ⅳ. ①R749.055

中国版本图书馆CIP数据核字(2020)第270915号

Bienvenue parmi les humains. Petit traité de bienveillance envers soi-même
Author: Serge Marquis

书 名	海龟先生的心理疗愈：用寓言故事治愈心灵 HAIGUI XIANSHENG DE XINLI LIAOYU: YONG YUYAN GUSHI ZHIYU XINLING
作 者	〔加〕塞尔日·马基 著 宋义铭 译
出版发行	中国水利水电出版社 （北京市海淀区玉渊潭南路1号D座 100038） 网址：www.waterpub.com.cn E-mail：sales@waterpub.com.cn 电话：（010）68367658（营销中心）
经 售	北京科水图书销售中心（零售） 电话：（010）88383994、63202643、68545874 全国各地新华书店和相关出版物销售网点
排 版	北京水利万物传媒有限公司
印 刷	北京市十月印刷有限公司
规 格	146mm×210mm 32开本 7.5印张 168千字
版 次	2021年1月第1版 2021年1月第1次印刷
定 价	49.80元

致欧仁，过早离开的亲爱的朋友，

感谢你给予一个陌生人的信任。

编辑序

用隐喻故事治愈心灵

诗意的隐喻亦是通往潜意识的康庄大道。

它是一种图像语言，结合了左脑的认知功能和右脑的想象能力，将深刻的人生体验用诗意的图像语言包裹起来，让一切具体可见。

比如，我们生活中常说的“孩子让我重温了一次童年”“婚姻是爱情的坟墓”等等。相比较于深奥的分析解剖，隐喻能够更加直白地表达人的内心感受，催化探寻心理的过程，更好地完成人的心理体验。

在心理咨询工作中，心理医生会使用隐喻的方式与咨询者做有安全距离的沟通，避免触碰到对方的心理敏感点，引起对方强烈的情绪，但一样可以询问一些细节，如不易察觉的潜意识、对某段人际关系或对生活经验的看法与感受。

隐喻心疗既可以用来分析咨询者的世界观，理解他如何构建生活的意义，又能够在心理医生和咨询者之间达成共情，让咨询者的情绪借助图像化的语言从潜意识中自然而然地流露出来，让其意识到自己的认知、情感、行为并不是永远无法改变的标签，使其认识到“原来情绪不等于我、认知不等于我”，从而更加愿意改变自己的认知与行为，保护自己的创造性，给人生带来更多的惊喜与可能。

比如说，对负面情绪做妥善的隐喻，可以提高咨询者的能动性——“高考很可怕，就像一个人举着枪，在今年夏天决定我的生死。而枪里的子弹可以是软木塞做的，会让人受点伤，但不会致命，或者‘我’想办法给自己购置一套防弹衣”……隐喻心疗让咨询者发觉自己是有能力控制局面的，可以采取很多办法应对负面情绪。从理解到识别，再到掌握应对情绪的方法，咨询工作得以一步步地展开。

在这本书里，作者就用海龟隐喻了人类的原始脑。

原始脑又叫爬虫脑。爬虫动物的大脑，是脑神经科学家保罗·麦克莱恩（Paul MacLean）在二十世纪六十年代提出的“三体一位的大脑”假说。

他认为，人类大脑的发育不是一蹴而就的，而是经历了漫长的发展阶段。分别为：爬行动物脑，具备了保护领土的能力，当遇到危险和压力时，会启动自动保护功能，也就是逃、打、僵住，当大脑僵住的时候，人也就没有了创造力；古哺乳动物脑，也叫情绪脑，具备了交流、互惠、育儿等能力；新哺乳动物脑，具备了认知能力，包括了语言理解、学习和记忆、推理和计划。总之，后者要比前者更加高级，更加精密，后者会不断地控制前者的冲动想法和行动，确保认知行为被有序地、适度地执行。

本书作者用诗意的隐喻、法式幽默，引领读者温柔地刺破幻想和假象，接受真实的自己，成为一个独立的人，从自我同情，到自我关爱，不断地对自己释放善意，走出心灵困境，活在当下，恢复生命的活力。

自恋、原生家庭、完美主义、焦虑型依恋、抑郁症、双向情感障碍……作者将隐喻小故事与这些心理现象结合，引导读者不再对外界过度警觉，改变自己固有的控制欲和依赖性，让自己的人际关系变得更有弹性，以建立和谐、稳定的社交关系。

这是一本颇有哲学韵味的心理学读物，欢迎你打开这本书。

欢迎你来到人间……

前　言

当原始脑遇见精神分析师

一只焦虑不安的海龟去看精神分析师。它最大的恐惧是活不过百岁。它肚皮朝上地躺着，历数童年的遭际：“我还是个蛋的时候，我妈就把我遗弃在沙滩上。我在暗无天日的沙堆里被困了九十天，孤零零地破壳而出。刚刚孵化，我就得拼了命地往大海里跑，谁也不帮我一把，只能靠自己。在天上，海鸥和鹈鹕盘旋着，时刻准备俯冲下来拿我饱餐一顿。在地上，螃蟹虎视眈眈地蛰伏在石头或珊瑚丛后面，伺机猎杀我。终于下了水，可我的苦难才刚刚开始。一只小小的龟只有一刻也不停地游，才能躲过海里的肉食者，尤其是鲨鱼……爸爸和妈妈究竟在哪儿呢？一定躲在大海深处的某个角落享清福吧？它们早就把我忘得一干二净。”

它沉溺在自己的悲惨经历里，上了瘾一般地指责、控诉、怨恨着那素未谋面的父母，几乎要窒息。肝脏等器官挤压着它的肺，可它只顾着自怜自艾，丝毫没有察觉肚皮朝天地躺着有多危险。

几分钟之后，治疗师用一小截木棍儿和一块石子儿戳了戳他。海龟转过头来，惊疑地看着他。治疗师动动手肘，示意它接过木棍儿或者石子儿。海龟好奇地看着这两样东西，不解地望着治疗师的脸，憋了一肚子火，恼怒地撇着嘴问他：“你逗我玩呢？”治疗师没有回答，用眼神示意海龟看他手里的东西。直到这时，海龟才发现自己可以随便选一样当杠杆翻身。

原始大脑

当然不会有海龟去看精神分析师，你刚刚读到的只是隐喻！就像著名画家雷内·玛格利特的那幅名作《形象的反叛》，上面画了一支烟斗，下面写着：“这不是烟斗。”在这个海龟的故事下面，其实也写着：“这不是精神分析。”这是隐喻治疗，是一种很不错的心理治疗方式。

通常来说，进入隐喻世界的钥匙并不是摆在明面上的。隐喻一般只会给出一些信息，这样就够了。

言归正传，无论你惯用左脑——认知功能，还是惯用右脑——想象力，这本书绝对适合你。我会将左脑思维和右脑思维放在一起讨论，但先讲一些故事，让你借着故事去探究精神世界是如何正常运作的，又因何会出现各种各样的问题。

就像海龟在潜意识里四处翻寻过去深埋的伤口时，就无法注意到当下的处境。它的肺受压迫，难以换气，却依旧无知无觉。记忆中的一幅幅画面牢牢攫住了它的注意力，阻止它开动脑筋想办法恢复四脚着地的姿势——这才是重中之重啊！治疗师非常聪明，他利用这个姿势给海龟制造了一个困境：难以爬行、游泳，动一下都难。海龟的注意力被过去所占据，就无法调动创造性去解决问题，也忘了去求助他人。

解决问题的办法常常就在当下。而这本书的内容会让你更深入地理解和体会到这一点。祝你读得尽兴。

目　录 · CONTENTS

集体身份与自我

与众不同＝我被爱＝我活着？还是我所思＝我所是？

人的一生要经历多少心理骗局，才能完成自我认知？放轻松，感受自我的存在，细细体会每一重身份带给你的感受，恐惧与敌意背后掩藏的，或许就是自我的答案。

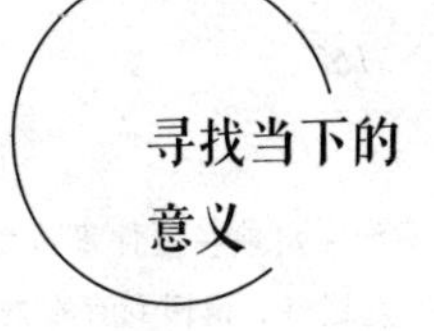

寻找当下的意义

与自我来一场对话，把所有的质疑和指责吐个痛快。然后清空这些声音，将注意力与创造力联系起来，你会发现，生命被赋予了更多意义。

谁是谁的不可或缺

先把爱与被爱，关注与被关注扔在一边。接纳心中羡慕、嫉妒和轻蔑的情绪，正视它们给身体带来的反应。看见它们，看见通向自由与自我的大门。

完美主义的陷阱

“如果……才会……不然”，不真实的假设，不加区别地在两件事情之间建立联系，陷入完美主义的无底深渊……如果你也是这样，请回到存在的世界，看见自己，走出剧情。

爱与创造力

疲惫源自内心的抵抗。无视当下的切身变化，是对自我的消耗。等待伤口的愈合，期待与灵动的生命相遇。

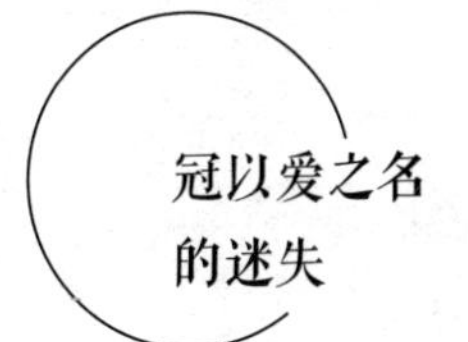

冠以爱之名的迷失

从现在开始，你来做自己的心理医生……

很久很久以前……

问题的解决办法常常就在当下

集体身份与自我

与众不同 = 我被爱 = 我活着？ 还是我所思 = 我所是？

人的一生要经历多少心理骗局，才能完成自我认知？

放轻松，感受自我的存在，细细体会每一重身份带给你的感受，

恐惧与敌意背后掩藏的，或许就是自我的答案。

讲给右脑的故事：蜂巢

这是一个平常的日子，某一个周一，或者另一个周一，阴天，总之，是再平常不过的一天！

可就在这一天，一切都不一样了。

几个小时前，我们迎来了新的女王。我们还不了解她，也没办法了解——她一来，就把自己关在巢房里，谁也不见，徒留满室的不安，看来很会摆架子！她彰显着强烈的存在感，就如同无处不在的恐惧气息。

我们这个蜂巢史无前例地出现了一位外来的女王。她因声誉甚高，十分能干，被议会请来继位。

她刚一到，就有一种香气飘散开来。她没有发出任何信息，没有下达任何指令，带来的只有萦绕不散的香气。我身上出现了一种奇怪的感觉，逐渐失去对运动的知觉，肚子里发出的那奇怪的声音或许就与那香气有关……

我们对她一无所知，没有官方信息，只有风言风语。大家扇动着翅膀，蜂巢里嗡嗡声响个不停。在这里，如果不知道真相，我们就制造真相，各种流言传着传着合而为一，然后像瘟疫似地蔓延到每一张巢脾[①]。无知无畏催生了大骚动。我们受够了猜疑，我们只想要答案！而且，只有让蜂巢里的每一分子得到相同的回答，才能令人完全信服。

这是焦虑的乌合之众强颁的法规。

于是，关于新女王的传言成了大家窃窃私语的主题。有的说她很美，有的说她很丑；有的说她硕大，有的说她娇小；有的说她强壮，有的说她虚弱；心中的恐惧不同，每张嘴说出来的看法也就不同，但恐惧是共同的：她是谁？要做什么？既然看不到她，听不到她，我们就编造一个她，直到她现身为止。

---

① 由蜜蜂用蜂蜡修造的数千个巢房组成，一个蜂巢通常包括几张到几十张巢脾。——译者注

但我不会坐等真相。我知道那些秘密的通道、廊道、隧道，毕竟那是我建的——好吧，谦虚点说，我参加过建筑工程。

我像苍蝇、蜘蛛那样一点点地靠近，一步步地，悄无声息。我悄悄地挪动身体，比蝴蝶还要轻盈。

我在蜂蜡里刨了个洞。巢壁很厚，一层又一层，刨起来很费劲——防患于未然，我们当初为加强防备，筑了厚厚的巢壁。我想起我的母亲、也就是前任女王说过的话："对建筑者来说，建立墙、扩建墙，是一种扩散恐惧的绝佳手段，能像贴广告似的把恐惧贴在墙上。墙就是一面大屏，看上去一片空白，实则浸透了所有以安全为名义施加的恐怖。"而我的母亲从不武装任何东西，尤其是她的爱。

她刚刚被替代。在刚刚过去的四年，从二月到九月，她昼夜不休地产卵，投身于一项既平凡又伟大的事业：把小蜜蜂带到世间！在她产下四十万颗卵子以后，她日渐衰弱，有些工蜂停止给她喂食。她什么都明白！四月的一个清晨，阳光还没有洒上翅膀，她就离开了我们，只有一批最忠实的工蜂与她为伴。

"要懂得离开，"她对我说，"为了保证生育需要另谋他路的时候，我应该就此改道。一切问题都关乎生育，哪怕是死亡。但有一种神奇的力量支配着我们——依恋！我们身上有种东西从不愿意消失——自我[①]！亲爱的女儿，你必须意识到自我的实质，它是生命中不断积累的对一重重身份的认知。要牢牢抓住每一重，就像漂在海面上的人要抱紧救生圈，或者攀登悬崖的人要攥紧安全绳一样，绝不能放手，一旦松手，一切就将化为乌有！女王是一重身份，但除此以外还有许多重身份。好孩子，我孑然一身离开蜂巢，放下了成为某个角色的执念，得以解脱。此时，我能体会到我的生命前所未有的丰腴，并因这份无人能及、无人能扰的丰腴而颤抖；这种神秘的脉动涤荡着我每一根心弦。但我不会自诩独特，自吹是自己是史上最好的生育者，妄求世人铭记我。这脉动是一道涌流，将我们的所有囊括其中，让记忆变得无关紧要。”温柔的气息萦绕在她的身上，又透过她消散而去。她屈着腿，侧着头，在蜂子[②]面前稽首许久，随后消失在晨

---

① 心理学概念，又称自我意识，指个体对自己存在状态的认知，是个体对其社会角色进行自我评价的结果。——译者注

② 所有蜂卵和幼蜂的集合。——译者注

曦里。

几个小时以后，新的母亲就来了！

我把触角靠近小孔，第一次听到了她干涩、冷酷的嗡嗡声，像命令一般刺耳。透过小孔我终于看到了她——她大大的身躯几乎占满了我的视野。当我看到同胞时，那场面吓了我一跳：他们低着头，拢着翅，彼此挨挨挤挤，匍匐爬行，毫无尊严地鱼贯而过，渐次消失。他们唯恐姿态不够顺从，因为女王代表正确，永远正确，永远是排他的权威。她金口一开，让大家不禁缄默不语。那语气如此坚定，让大家死死定住，将心中的迟疑快速抹去，做出一副泰然自若的神情。异见者生怕被剪去双翼一般，只得服从，然后听话地消失。

没人发现我从旁窥视，暂时安全。我万事都很小心，没有撺掇同谋，没有提出质疑，没有吐露秘密。恐惧的空气告诉我：谁也不要信！

女王又高又壮，眼睛好似大大的黑洞，渴望吞噬周遭的一切：既吞噬空气，也吞噬其他蜂的存在。她全知全能，任谁在她面前都只有折服！真理只属于她。和前代女王们不同，她毫无犹疑，似乎根本不知道什么叫疑虑。

这会儿，她头朝下，准备捅破王台[1]的盖子。我看着她，被她身上那压倒一切的骄傲震慑得动弹不得，怔在原地。在她的捶击下，壁板逐渐出现缝隙，外壳终究是经不住暴力的冲击，骤然间四分五裂。她出奇地镇定，留下身后光可鉴人的巢壁残片，如同散落一地的镜子。她久久地注视着自己。无数面“镜片”反射出她的样子；蜂蜡成了刻印女王形象的石壁。她好像被镜中的自己吸引，给了镜像一个拥吻，身体便在每一片壁板上留下了痕迹。她心满意足地抬起黄色的纤长的腿，在巢脾上散步。没有一只工蜂的腿能有她的那般纤长、金光灿灿，仿佛铰接的金线，舒展开来……

同一时间，其他女王纷纷从王台破巢而出。她们面色苍白，犹疑不定。她们被蜂群用王浆饲喂长成。王浆是从我们头上缓慢分泌的琼浆，是未加任何花粉的蜂的乳汁：我们用这样的方式，孕育一代代母蜂……可如今，新来的女王从暗处将刚出王台的竞争者一一击杀。她轻而易举地成了唯一的王。每一场搏斗，她都毫发无损，仿佛无法近身的战神。工

① 蜂群中培育新蜂王时所筑造的一种临时性巢房，通常数量有数个至数十个不等。——译者注

蜂们在她身后打扫战场，搬运垂死的败将，她们本是未来的女王，本应受万众景仰，却已然陈尸当场。

这是一个平常的日子，一个周一，一个阴天，但一切似乎又都非同寻常。有些事悄悄地，更确切地说，不知不觉地发生了。生活的方式、做事的方式，都得变，仿佛木偶的提线已经绑好，只消一拉，就能牵引我们的每个动作。

从今往后，我们的翅膀、触角、螫针要如何动作，都不再听自己使唤了。过去，我们无论如何也想不到这番光景……整日工作已经让我们疲于奔命，除了筑巢、防御，做个有用的蜂，我们什么都来不及想。打扫每个巢房，日复一日地四处飞舞，采集花蜜、花粉、蜂胶，还有水……

三只工蜂围着一张巢脾原地打转，行为很是异常。我感受到了身体的异样，特别是那香气……

我的肚子又开始有了动静：好像中止了什么，完成了什么变动……我想……告诉我的肚子，我并不疼，不难受，只是感知到一种细细密密的麻痹，像是生命在冷却。

难耐的酷暑在几周前到来，高温的湿气黏糊糊地笼罩着周遭的一切，翅膀变得沉甸甸的。最老的一批采蜜蜂带着满身伤痕回来了。她们的头干得像沙粒，摇摇晃晃的身躯令人不安。“花草都枯萎了，”她们虚弱地低语，“大地龟裂，再也滋养不了植物。我们飞寻池塘和湖泊，目之所及却全是连绵的土丘和碎石。所有生物都没有水喝；有些树树皮开裂，树叶皱缩。狼和兔子靠着树干喘息，树下早就没了树冠投下的阴影。太阳蒙着一层厚重的纱，人类管它叫雾霾。牧场上，牛羊不住地舔舐皮毛，想用自己的口水补充些水分。连月来，没下过一滴雨。我们过去常去的补给点都不在了，只剩下布满皱褶的坑。失去了往日的坐标，我们不时误入撒有强力杀虫剂的田野。杀虫剂熏得我们头晕眼花，有些同伴撑不住，坠落到石头上、树枝上。飞过沟渠时，时不时还能见到几十个同伴一起倒在里面，精疲力竭，扑腾着腿，因无法继续轻盈飞行而绝望。花也枯竭了，产不出花蜜。花茎颓唐地垂着，花瓣擦着地面妄想直接向大地索求养分。干旱侵害了万物的内心，导致同类之间相争相害，大家在飞行途中用螯针刺破同伴的肚腹。即使是残余的零星花粉也会引发一场残酷的争斗。再没有什么通力合作，同类之间只剩各自为战，酣斗不休。不能任由事态这样发展，‘各自为营’只会让我们走向覆灭。靠一己之力无法酿出蜜来，采蜜蜂无法独自外出工作，留守在巢中的蜂也无法自给自足。我们必须想个办法，找回我们的初衷、我们的联系、我们的本真。也许新女王有办法……”

一丝微光在她们浑浊的眼瞳中划过：希望。

我一直在观察女王。她结束了一场屠戮，梳理起自己的腿足。她的体表沾了些残肢：有些是触角，有些是螫针。她一丝不苟地一一清理掉。那摩擦的动作令我不禁眩晕……这是我们蜜蜂最可怕的噩梦！

我开始原地振动翅膀。

她的每一个动作都显露出冷漠自满的神态。她静静地换了个姿势，转过头，回到自己的巢房。似乎是发现了我用来偷窥的小孔，她停驻在我面前。我犹豫不决，不知道该不该移开眼：孔这么小，我又这么小心，她不可能看到我，我还是不要动！

随着她朝我的方向靠近了些，香气更浓了，她似乎是在盯着我看。半明半暗间，女王金黄色的腿格外显眼。我就像刚才看见女王用螫针蜇死猎物时一样惊恐不安。倏忽间，她从我的视野消失。周围一片死寂……我的所有感官都极度紧绷，突然，一声响动吓得我跳了起来：对面的巢壁传来刮蹭声，蜂蜡在颤动。我能感觉到她在细细端详着我们之间的这面墙，轻轻擦过，观察每一个细小的反应。我的心跳和飞行时一样剧烈。我看到几只工蜂在收拾碎片，那是被女王粗暴地震碎的。突然，我什么也看不到了，眼前一片漆黑！但很快我意识到那是她黑色的眼睛。这小小孔洞的另一端被她的眼睛遮得严严实实。我无比恐慌，努力镇静下来。我仿佛置身于一个黑洞，却依然坚定地寻找真相，可什么也没有！没有生命，一片空洞。这索求徒劳无果，让我浑身虚脱。撑到了极限时，周身反而涌上一股狂喜——当我们中的一员夸耀自己的成果，贬低同伴的所得时，心中就是这种感觉；一种来源于攀比采蜜量和在花蕊上悬停时长的优越感：本质上是一种对权力的狂热。

我扛不住了，心里只有一个想法：逃！我需要有人来说服我，是我看错了，是我理解错了自己所看到的，在那片漆黑中的某处，其实还有生命的存在……但我被钉在原地，浑身冰冷，动弹不得，所有的劲儿都被某种力量消解了：那是对生命的麻木，和对这种麻木散播的恐惧。

她不可能认出我来了，她都没见过我。她把暴力深深刻进我的眼睛里，意图击垮我，她差点儿得逞。但她看不到我是谁，她的眼里满满的全是自己，再塞不进别的东西。我感觉到自己的梦想渐渐远去，一同消失的还有我所有的身体机能……包括爱的能力。

就在她的冷漠即将卷走我的一切时，一股巨大力量突然将我强行推离了小孔。我失去了平衡，六脚朝天地跌落一旁，翅膀被地面磨损了一大片。我的一个妹妹走过来，倾身望着我："你刚刚在看什么？"语气里满是胆怯。

她接着说："你要是被发现了，就什么都没了……她一挥翅膀，就能让你趴下。"

我避而不答，仍处在震惊当中：这是我生平首次见识到什么是麻木不仁，以及它是如何摧残一切的。

我用仅剩的力气低声反问："你在这儿干什么？"

"和你一样。"

"什么意思？"

"我也好奇，从我们出生那天起，你就很了解我。"

事实上，我们从诞生在这个世界上的那天起就一直在一起工作：三十五天！当你的人生只有四十天时，这几乎就是一辈子了。我们肩并着肩，筑起了巢房、隧洞和秘道。我们是分享快乐的伙伴，一点一滴地建立起与花、与人之间的联系。我们发现，自己存在的意义，正在于这种联系能让所有区别都消失，让所有差距都弥合。我们尽己所能地团结起来，因为团结能令我们不再恐惧，可是现在，却出现了那香气……妹妹和我一样慌乱不已。

除了异常的天气，她对近期发生的一切都一无所知，我把自己知道的一切都告诉了她：新来的女王，同伴的臣服，其他女王的死，我肚子里产生的那种麻痹感……所有！但我着重强调了女王眼里的空洞："我看到了她眼里的空洞，那是一种骇人的虚无。那里面完全没有其他生命存在的余地。或许更糟，其他生命在她眼里只是需要清除的障碍，是祸害。"

"你在说什么？"

"这比空洞还严重，我向你保证，这是对生命、对所有活物的否定。"

我妹妹怔住了。我得闭嘴了。我不敢相信自己在说什么。我简直像吞了自己的毒液一样。但恐惧感在作祟，我冲动地继续道："除了空洞，什么也没有。哪怕一缕光、一丝火也好，让我相信她能感知痛苦。我发誓，什么都没有。生命的脆弱、伤痛……她的眼里一概没有。"

妹妹十分犹豫地说："我不清楚。但我知道，现在令我们感到窒息的不只是外面的酷热。我的腹部和你有一样的感觉。我觉得是那香气的缘故。它消灭了所有能让生命延续下去的东西：战栗、眼泪、欢笑，所有生命的颤动。我认为它甚至破坏了我们的卵巢……正因为这样，我才会来这儿。”

她停顿了一下，把头靠在一只腿上，像是要歇一下，然后才继续说：“我们还要警惕一些东西……”

“什么东西？”

“你想想我们母亲在离开前说的话：依恋……”她的话还没说完，就被打断了。

整个蜂房都开始摇晃，波动穿透了巢壁和顶板，留下一道道裂痕。我们花了一段时间才意识到，这不是地震，而是女王的召唤！

这是某一个周一，或者另一个周一，阴天……一切都不同往常了。新的蜂王召集我们参加非常会议。会议的地点在室外，就在蜂房的出口前面。她要求我们全体列队成一阵。她宣称：“这样方便我看到你们所有人。”妹妹转过身来对我说：“也许我们马上就能看到真相了。”

我们飞到如云的阵中，它密集得像块砖。整个蜂群都在这儿了。紧张的情绪像条绳子，把我们越捆越紧，我们得加倍小心，以避免彼此的翅膀撞到一起。相互靠近的想法很容易成为陷阱……让我们沉沦、坠落。

女王独自停在我们的阵云跟前。她沉默着，只有目光在蜂群中游走，似乎有意延长这沉默。我感觉自己在被细细审视……我想每只蜂都有这种感觉。要不是必须轻轻扇动翅膀以便停在空中，我们就会像站岗的人类士兵一样，完全一动不动。而女王还在让我们等。她的眼睛，依然那么空洞，不仅无法安抚我的忧虑，反而让它愈演愈烈。

“我就是新女王……你们的最后一任女王！”

蜂群“嗡”的一声炸了锅：最后一任女王？……队列膨胀，聚拢，膨胀……我们又一次试图在流言里寻找答案。

然后我们放慢了振翅的速度，降到保持飞行状态的最低频率。如果不知道是我们的翅膀在作响，这音量就跟一只苍蝇振翅没有区别。难以承受的高温炙烤着我们的身体，而女王却仍像寒霜一样冰冷。她泰然自若地高傲地继续说道：

“你们有幸见证蜜蜂历史上伟大的第一次，不，是所有生命历史上的第一次！人类改变了我的基因。按惯例，当一任女王累了，就换下一任；但有了我，就再也不必更替了。因为在身体里装了纳米器官，我就拥有了人工智能。我是自宇宙诞生以来最伟大的进化，是生物进化过程中的一次根本性改变，是里程碑。我遗憾地宣布，这个世界很快不再需要你们！你们的替代者马上就要到了。”

“我们的替代者？”飞行队列再次陷入混乱。因过于激动，我们四散开来。然后像是被湍流攫住一般，一只只地坠落。女王的脸上没有表现出丝毫同情。我开始自问，她为什么要提前通知我们？我怀疑，她就是在等待这一刻，好欣赏我们的丑态。也许人类把这种邪恶的趣味一并传给了她。她似乎又兴致高昂起来：

“必须要打破极限。你们身体的极限、翅膀的极限、飞行的极限；超越它们，追求更高更远……你们的生产力和工作表现都太差了。通通都要改变。人类比你们更成功，而我就是这一成功的最好证明。”

她向上飞，缓慢地升到蜂群上空。我们觉得她好像变大了——也许是错觉……或者有什么控制了我们的头脑。奇怪的是，我们越是被她的身影笼罩，越觉得女王似乎离我们越远，就好像她一边侵入我们的意识，一边让我们的意识和我们的身份、生命脱节。

她只是独自一个，我们有成千上万；然而，恐惧中的我们犹如断了翅般纷纷下坠。身体失去协调性，曾经的和谐不见踪影。混乱蔓延至整个蜂群。我们原有的群体行为的平衡彻底被打破。此刻，我们监视着周围的一举一动，大家互相提防，互不信任，每个蜜蜂都触角颤动，全身战栗。哪怕最轻微的触碰都被视为一种威胁，我们向着自己的同胞姊妹挥舞螯针。这时，女王继续道：

“在离开之前，你们得完成一些任务：第一是把巢房的封盖封起来，以后不需要蜂巢来繁殖了。和以前一样，还是用花粉吧，就算现在很难找了，你们也总会采到的！”

她的语气不容置疑，斩钉截铁：

“蛹会干掉，幼虫会脱水，索性把它们清理干净。总而言之，你们的躯体很快就没用了；心脏、触角或者头部都不需要了，在这个世界里，我就是原型：我和我的同类就是这个世界！”

妹妹向我靠过来，悄悄歪了一下头，示意我她想离开。蜂群的翅膀挨挨挤挤，我盘旋着尝试离开，不小心撞到了一些同伴。她们以为我是故意的，于是毫不留情地推我；大家都神经紧绷，憋着火气。我被推得猛然下坠，勉强重新稳住身体。我只好悄悄地告诉妹妹，看起来是不可能离开了：

“虽然我们这群蜂有八万只，但即便只有一只离队，都可能立即被发现。我们不知道人类在女王的眼睛里放了什么，也许有个探测器……我可能想得有点儿夸张。”

大家挨得太近了，其他姐妹也加入了我们的讨论，她们支持我的想法：

“我们知道人类的能力。他们在设计监控系统方面很拿手。越恐惧，就越痴迷于保障安全。当他们要接近我们的时候，就用烟来熏我们，让我们窒息，解除了武装就蜇不了他们。当我们晕头转向，失去意识，就没有了保护自己的力量。谁知道他们在女王身体里装了什么！还有那高热和香气到底是什么……”

我们的耳语淹没在蜂群的嗡嗡声里。女王看起来对此并不在意。她继续说：

“以后不需要雄蜂了。几百年来，蜂后每次回巢，腹部都带着雄蜂的生殖器，那是交尾以后强行扯断的：多么荒谬的时代！以后也没有交尾飞行[①]了。那个时代结束了，因为

---

① 蜜蜂交尾一般在飞行时进行，离地面6～20米，有时甚至离蜂巢数千米。——译者注

那纯属浪费时间！”

又是一阵喧闹。这回是雄蜂的阵营里炸了锅。他们围在一起，看起来像是因为与大部队隔开而得到了某种安全感。也许他们不知道，紧张是不分性别的，恐惧也是，我们有同样的痛苦。也许他们忘记了，他们没有螯针，得指望我们担当护卫。过去，他们总认为我们这些工蜂是为他们服务的，甚至现在，雄蜂的队伍还向我们投来审视的目光：以后我们会和他们平起平坐吗？对他们来说，生命的意义只围绕着一个目标：让女王受孕。有些雄蜂整天什么都不做，除了接受饲喂，就是等待最后的交尾舞会。他们这边享用完我们呈上的美食，那边立刻把精力都用来一遍遍重复，生为雄蜂有多幸运！也难怪这会儿他们的反应会这么大！

女王还在没完没了地发表演讲：

“我们将不再依赖花蜜，因为我们会在别的地方、用别的方式获得能量。人类目前在研究利用风能和太阳能的电池；这种电池是可更换的，就像你们一样。要是哪天风和太阳消失了，人类还会找到别的东西。他们已经在研究了！到那个时候，我们将会完美地实现自主，并可以轻而易举地完成我们新的使命：承载人类的记忆！”

我妹妹的身体在颤抖。她用腿做了个假装割断脖子的动作，意思是，我们没有多少时间了，必须得想办法。尽管情势如此紧迫，我还是让她保持冷静。

女王在众蜂的视线中自我欣赏着：八万只听她指挥的蜂，八万双给她存在感、陶醉感的眼睛；人类的记忆已经影响了她的态度；人类在她体内的电路中移植了人类获得关注的幼稚需要，移植了人类的自我意识！

她继续说：

“大自然将不再有用武之地。不再有什么环境问题，因为环境至上的时代已经成为历史了。高温、冰冻、干旱、洪水、风暴都不再是威胁，因为气候变化已经是旧时代的产物。而且，曾担忧环境问题的人类也不存在了，没什么好遗憾的，被保留下来的都是那些非常必要的东西：人类的‘我’！我就是为了储存它而设计的；相当于某种用来承载自我的掩体，当然是小型的。人类是如此地天才，什么都有迷你型的，他们刚刚设计完成了他们所有杰作中最伟大的那一个，就是我！微型带翼保险箱，用来保存人类的身份。我的翅膀将带着他们穿梭时间与空间，让人类说出：‘我在！永生……’”

女王就这样如痴如狂地演讲着。她确确实实存在着，尽管是迷你的。她的嗡嗡声突然高亢起来，令我们意识到这激扬的发言还没有结束：

“活着的物种会一个接一个地死去，但我能活下来！不需要水、火、空气或食物；我们不再会感到渴、饿，或疼痛。我们永远不会累。我们不会变老。我们不再需要草地、田野、牧场；花朵、池塘、四季——五月、六月、七月！山川、河流、平原，都没用……我，足可以证明人类已经达到了进化的顶点！我就是宇宙大爆炸般的奇迹！”

她挥动六足，为自己喝彩：

“人类成功地在我体内的纳米集成电路中存储了记忆：他们的知识、信仰、所思所想……所有相关的信息。他们备份了用来彼此区分的东西：他们的宗教、国家、文化、种族、语言——任何能让他们自认不同、唯一、特别的东西……然后森林、海洋、火山就可以随时消失了，重要的东西已经保留了！”

她三足并拢，挠了挠头：

“即使地球不存在了，我的电路中也会留着人类曾经描绘或占领的土地。人工智能可以重新认识森林、沙漠和河流，即使它们已经消失了，土壤、农场和其他类型的遗产也会以存储单元的形式存在。只要把各种记录放在不同人的面前，人类一直热衷的冲突依然有可能发生。我会引导这些争端，保证任何东西都不会消失；程序故障来得太快了！以后，这些存储单元就会说，它们因存档承载的内容感到自豪，因为这给了它们一种身份，从而让它们有了存在的意义，活着的感觉。”

我的妹妹试图找个依托。她因体力不支而开始下落，飞起来一顿一顿的。我飞到她的下方，用背顶着她，等她恢复体力。

就在这时，其他女王出现了。她们是新任女王的同类，可她们从哪儿来？很难确定……到处都有她们的身影。她们在各个方面都与第一个女王完全相同。她们包围了我们：

“这就是你们的替代者：超高性能，无懈可击，无感知力。所谓的感觉已经没用了。痛苦被消除了。伦理、尊重、礼貌，诸如此类的鸡毛蒜皮都没了。在过去的年岁里，我们因为这些于效率无益的考量浪费了多少时间！我们的使命变了，不再酿蜜。唯一的目标就是：保存人类所创造的景象。我们将让‘我在’这个词背后形形色色的故事永远流传下去。这些历史的描述能给予每个人存在的印象，以运动队、政党、国家、宗教或者他们发明的任何一种实体形式存在。其他的一切都可以消失了，包括生命。它还能有什么用呢，已经过时了。”

女王们围了过来，俨然一副胜利者的姿态。

“这是你们最后的日子了。我们不会杀了你们，任你们衰老直到死去；虽然我们的能源是可再生的，但何必多费力气呢？”

她的话里没有一点感情。她知道我们还有多少时日。冷冰冰的计算。在她身上，一切都是计算——头的转动，翅膀的位置，身体的运动。七八天，这就是我们所剩不多的时间。我们就这样被无情放逐。

“新的时代开始了！你们可以走了。”

一些女王退开，给我们让出一个口子。我们别无选择，只能沿着她们伸足示意的方向缓慢飞走……工蜂和雄蜂就这样排成列，逐渐远离蜂巢。谁也不知该往哪里去。我们任风摆弄着我们的身体，漫无目的地飞行，机械地拍打翅膀，失去了所有欲望。

这是某一个周一，或者另一个周一，阴天……一切都不同平常了。

妹妹让我跟上，把我引进一道石缝里。

“这里很安静。我们不能再信任其他同伴了；绝不能把恐惧当儿戏！”

她沿着石缝往里飞行。

“在阴影里挺凉快的。”

她猛地刮擦起岩石的表面。

我怕她受伤，赶忙阻止道：“停下，你在干什么？你这样会伤到自己的！”

她却用更大的劲儿伸腿猛踹一块大石头，想把它击碎。也许她是在发泄，为自己的无能为力，为我们的命运而感到愤怒。

“我永远也当不了女王了！”

“什么？”

“香气，那香气毁了我的卵巢……”

我感觉自己的脸迅速褪去血色——尽管这对蜜蜂来说很罕见，但在漆黑的石缝中，我的同伴对此毫无察觉。我轻轻蹭了一下她，表达惊讶：当整个物种都面临威胁时，你怎么能一味哀叹自己的命运呢！

但她没懂我的意思，还在为她破碎的梦垂泪：

“我曾经以为，如果我竭尽全力，我的梦想就会成真。当上女王繁育整个蜂群，做八万后代唯一的母亲。产下的卵比任何一位先代女王都要多，名垂青史，让子子孙孙都铭记我的功勋。我想做流芳百世的女王。”

她顿住了，再度向岩石表面撞去，直到撞断了腿。我靠近她，伸出一根触角安抚她，试图让她平静下来。

她又开口道：“一切都变了……全完了！现在我活着还有什么用？”

我不假思索地接话：“让生命继续下去。”

她静了下来，开始按揉自己的断肢，我上前帮她一起按摩。她继续说：“要怎么做才能让生命继续？”

“对生命的所有表现保持敏感。”我说。

我按摩着她的头、胸、腹部。然后停了下来，用心感受她身体的搏动和平缓。接着，我调整了力度：轻轻抚触，再稍稍压实……她全身都变得舒缓了。一时间，只有我的腿在簌簌作响：“我们是被放逐了，但女王并无法剥夺我们爱的能力。”

妹妹渐渐放松下来，把伤口晾给我看。她把头贴在我的胸前，垂下触角：“我明白。”

她沉默着接受我的抚摸。我扇动翅膀给她吹风：

“生命不是由人类的大脑制造的；人类只是众多生命的一种。奇怪的是，人类现在觉得自己与众不同。这副样子和挑战父母的叛逆孩子一个样——我趴在果酱罐上的时候见过许多这样的例子——人类觉得不再需要生命了。他们总想变得独一无二，于是产生错觉，以为他们不再属于我们共同形成的这个整体，这个把我们紧密相连的神秘的自然；人类举手投足之间展现出一副已经脱离一切制约的姿态。他们赌上全人类的未来，投入对记忆的研究，全然忘记了自己来自哪里。他们孜孜不倦地追求超越，最终却超越了生命本身……”

妹妹向我投来感激的目光。在我曾经为觅食而涉足的一些寺庙里——神像周围往往有很多美丽的鲜花——奉敬祭品的信徒们眼里就是这样的神情。我没有像刚刚女王那样在对方的视线中自我陶醉，而是深深看进她的眼底，为我唤醒的生机而由衷赞叹。我们视线交会，彼此都感到对方坦诚得近乎赤裸，这促使我继续说下去：

“我们被流放、被抛弃、被羞辱，但我们依然保有爱和关怀的能力。谁也别想夺走我们的这种能力，人造女王也不能。如果我们中有谁懊悔自己没能变得特殊，并因此觉得了无生趣，那反而是赋予了这个假女王一种她本来不具备的能力。如果我们沉溺于过去和本可拥有的未来，那就是在凭空浪费我们最宝贵的机能：赞赏、建筑、创造、喂养、学习、传播，还有许许多多……它们还在，就在我们身体里，只是不再运转了。因为我们对此已经无知无觉，只顾埋头于不再存在的东西——过去，而放弃面对现实——生命。”

妹妹用翅膀贴近我，以示对我的支持。我们把翅膀立起来，作为团结的象征。接着，我继续按摩她受伤的肢体：

“人类把自己和生命以及与生命有关的一切——温情、眷恋和爱——统统区隔开来，而我们，绝不能掉进这个陷阱。”

突然，我感觉头顶在被轻轻爱抚。我挪了一下，调整姿势，好全然接纳这馈赠。妹妹意识到了这一点，低声哼唱起一段旋律，那是我们结伴从某个花园里的摇篮上空飞过时听到的，那时，一位母亲正在照看她的孩子。我也从我们的母亲那儿听过同样的旋律，那是她临走前留下的：“我能体会到前所未有的生命的丰腴，并因这份无人能及、无人能扰的丰腴而颤抖；这种神秘的脉动涤荡着我的每一根心弦。”妹妹把人类母亲唱给孩子的那段旋律转换成我的语言，像摇动婴儿的摇篮一样摇了我一会儿，重新换成爱抚，然后说道：

“你想传达给我什么，我懂了，这样的爱抚就是证明。我刚刚才明白，每一次爱抚都不尽相同，每次抚触都是不一样的。但是，想让大家都发现这一点，就得把注意力从记忆中转移出来；要真正地理解这一点，就得摆脱所有形式的依恋，包括对梦想的依恋。”

她顿了一下，用短暂的沉默为自己打气，然后告诉自己：

“没有依恋，我照样可以做梦……”

如果蜜蜂可以微笑，那么我看到的就是这样：在妹妹的眼睛下面，露出一个微笑，一如摇篮里回应母亲爱抚的婴孩。

我振作起来，说：“我们必须离开这里。从阴影里出去，去找别的姐妹。不论年纪大小，不论身体强弱，都要把她们团结起来。也许我们还能找到我们的母亲……不要说什么全完了，才不是。保护生命得靠我们自己。我们可以建造一个新的蜂巢，在别的地方悄悄地建。我们还能带着我们找到的花粉，从一朵花飞到另一朵，给雌蕊授粉。还有我们的母亲——万一能找到她呢——或者她的接替者也行。但最重要的是：要抛开变得独一无二的需要。”

我看着妹妹，想确认这话不会冒犯到她。她立刻给了我信心：

“我懂了，变得独一无二是一种虚假的需要，我们本来就是独一无二的——毛色、腿长、飞行速度从来都不一样——这种需要没有意义。有些人穷尽一生去追求与众不同，却永远意识不到这只是浪费时间！我们在与人类接触时被传染了。他们有时指责我们传播疾病，可他们身上也有毛病。而最大的恶疾就是剥夺我们的相互信任：这就是过度自我的坏处！”

她的这番话，引发了我的身体里极其古老的本能反应：伸出螫针。我不得不抑制自己出自本能的恐惧，把注意力重新转到妹妹的一腔热忱上来。此时，她更有激情了：

“每种形式的生命都歌颂信任和联系。我们彼此之间必须重建信任和联系。万变不离其宗，归根结底只有一个方法：淡化对消失的恐惧。”

我继续抚摸着她的伤处，感觉能量正重新充盈她的身体。我十分赞赏她迸发出的热情。但是，万一她心中还有疑虑——我以前常常看到她停在两三朵盛放的花前犹豫不决——于是我补充说：

“人类在移植记忆时，一并移植了他们对消失的恐惧。人造女王蜂体内的电路里，还有她们被改变的基因里，塞满了对消失的恐惧。她们最终一定会面对这一点，无法逃避。只是……她们现在还意识不到。”

果不其然，妹妹疑惑地伸起触角。我没有迟疑，继续说：

“对自己将不复存在的恐惧，很容易成为滋生彼此冲突对抗的温床。人类创造了各种身份，这些身份给了他们作为某个人的感觉，所以他们狂热地坚持要让这些身份保留下去，而这必然会与其他人同样狂热的坚持相冲突：不同的想法、不同的信仰、不同的观点。即使有朝一日这些身份失去了所有存在的价值，冲突依然可能持续很长时间。新的女王们无论到了哪里，都会播下冲突的种子。也许，直到永远……”

“那怎么办？”

“只有一个出路：把我们的注意力集中在当下。人类一直这么强调，但很难做到：他们想把记忆带到未来去，希望在那儿找到现在！但要抓住现在，靠的不是记忆，而是对当下的关注！我们可能会围绕自己即将到来的消失的这个主题讲上一大堆故事，却始终忘记重点：感知。必须调动我们所有的知觉，留住感知的能力。”

“要怎样才能做到？”

“体会钻进花里时雄蕊贴着我们身体的感觉；感受我们的绒毛、腿足和触角上花粉的存在；观察花粉如何在我们依次拂过雌蕊时被黏附进去；凝神关注这个过程……生命就是这样延续的，无论是大蒜、杏仁、芦笋、香芹、梨子、桃子，还是其他数百种草木和水果……生命依靠这样的过程得以继续存在……”

妹妹赞同地点点头，她再一次抚摸我的头顶，然后，仿佛是想确认自己真的听懂了我的话，她补充道：“任何身份都害怕被抹去，但爱的能力永远不怕。它是不会被抹去的。”

我们把后腿蹬在石头上，轻快地起飞，只花了几分钟就找到了蜂群。它们停在一处偏僻的地方，一动不动；蜂群响声不断，但只是原地飞舞，仍不知道该去哪里。

妹妹用两只腿夹住那条断腿。蜂群注意到她，于是转了过来……这是团结的惯性，是永远不会消失的关怀的能力。

我们俩找了个位置，并排立住，面朝我们的八万姊妹，然后出于信任，和她们分享了我们刚才谈论的内容。原就没有停过的嗡嗡声顿时增强。这是一种赞同的声音，一种疯狂振翅的喧嚷，一种翅膀发出的咆哮，仿佛在说："没错，没错，没错！"

妹妹抖了抖身子，我想她痊愈了……

我们去寻找还在绽放的花朵，却见远处一支小队伍正快速向我们靠近，原来是五六只蜜蜂。她们飞到我们中间，其中一个小妹妹舞动起翅膀，就像我们以前在蜂巢警戒时一样，有些语无伦次，期期艾艾地说：

"很抱歉，我们落在后面了。我们飞得比大部队低——可能因为我们年纪小——我们被一个大黑点吸引了注意力。它的形状类似于人类把油瓶打翻时留下的油渍。我们从没在这里见过这样的黑点。我们谨慎地往下飞，看到一幅熟悉的景象：是蚂蚁！成千上万只工蚁被一些体型庞大的蚁后围在中间。整个大会场直径大约三米。那些蚁后的翅膀比我们蜂王的还要大。其中最硕大的一只蚁后，像检阅似的从参会的群众上空飞掠而过。那些工蚁似乎都僵在原地动弹不得。我们伸直触角，听到令人惊愕的斥责之语——效率低下、没有才华、缺乏干劲。我们看到的场景和我们刚刚的经历一模一样。蚁后们用夸张、骄矜的语调宣布，她们被人类选中成为记忆的载体，是光荣的代表……过不了多久，大地不再需要蚂蚁、芍药、树木等很多东西，只需要她们这群转基因蚁后和她们体内的纳米器官。总之，跟我们刚刚被灌输的长篇大论完全雷同，通篇都是以人类的视角向人类的记忆致敬。”

小妹妹说完，等待我的回应。我惊呆了，然后说出自己的推论：

“它们也被人类操控了。我从前不知道它们也有被关注的欲望，还会被人利用。人类研究它们的时候肯定发现了这一点，就像他们对我们做的一样。现在干旱得要死，人类非但不帮助我们，反而利用我们来延续他们的存在感。说不定他们将来还会利用马蜂和黄蜂；人类这种让自我永生的需要什么时候才是个头？他们没有意识到往昆虫体内放芯片，是在挑唆昆虫种群搞内耗。”

我说不下去了，实在太震惊了。我能预见被植入芯片的昆虫将引发人类之间的战争。再不行动就晚了。我扫视整个蜂群，用一种堪比酿最细腻的蜜时的平静，呼吁道：

“我们必须采取行动，快！让蚂蚁做我们的盟友。人类试图延续他们自我，而我们要做的是让生命永续。相信这一点的，请跟我来。”

我不等大家做出反应就冲了出去，只听到身后响起成千上万双翅膀一齐振动的声音。

当原始脑遇到精神分析师

回头继续讲我们的海龟。

它花了好长一段时间才转过身四脚着地，顶着厚实的背甲趴在治疗师面前，一动不动，等待一个处方，一个立竿见影的解决办法，比如某种能消除所有恐惧的草本药方缓解它活不过百岁的忧虑！它对长命百岁这件事十分介意，掰着脚趾数自己离这个目标还有多少天。昨天，它刚刚度过七十七岁生日，在它眼里这代表着童年终于结束了。

治疗师催它："我还约了一个病号，所以，我不想冒犯你，但你得赶快……"

慢腾腾的海龟终于爬到门口，它在门玻璃上看到自己的影子，转身问治疗师：“我动脑子很费时间，对吗？”

治疗师有些不耐烦地回答：“这是因为你有个原始脑。下次我们再来研究这个。”

它强调：“但我一直很慢。”

治疗师推了推它：“我会给你介绍一位原始脑专家，也就是爬行动物脑科专家。他专门研究蛇、鬣蜥、蜥蜴，当然也研究海龟。但我必须提醒你，他也养鹦鹉。他宅心仁厚：收留别人不想要的鸟。他贴出小广告：‘如果您不想养您的鹦鹉了，受够了鹦鹉学舌，不要犹豫，快拨打以下号码：06 06 06……’。他喜欢整天听它们来回叨叨那几句话……他说能从中了解许多关于前主人的事。他把这些话都记下来，作为以后科学论文的研究素材。”

门开了又关上了，海龟总算离开了办公室。

在候诊室里，一只长颈鹿看着海龟说：“看我这脖子，我不喜欢我的脖子！”海龟很吃惊，居然有人这么直接地向陌生人袒露隐私。

显然长颈鹿非常需要倾诉，继续话痨一样地说道：“我去看过一位整形医生，跟他说我想缩短脖子，要跟人类的脖子一样。他说他没有这种经验，他的客人都喜欢修长挺拔的脖子……而且缩脖手术风险很大，进食这一关就很难，手术后我就只能吃到金合欢树最低处的树叶，肯定得后悔。还有，消化系统会变复杂，消化过程大大加快，可能再也无法反刍了，嗯，这确实是个严重的问题。心脏呢，为了适应变弱的脉动，它也得变弱才行。术后，呼吸会变快，长期的过度换气会让我持续晕眩。我告诉他，最后这一点根本不是事儿，我天生就有头晕的毛病。他问我为什么向往人类的短脖子，我说：'为了让别人更容易看到我！'"

看到海龟露出了惊讶的表情，长颈鹿接着说："没错儿，比起'你看到那群长颈鹿了吗？'我更愿意听到：'你看到那只长颈鹿了吗？脖子好短，好特别！'脖子变短的另一个好处是，我能更容易地看到自己，再也不用岔开腿或者跪下看水面上倒映着的自己了。这两种姿势都不舒服，还很危险，例如，鳄鱼会趁机袭击我。"

海龟同情地说："因为脖子长，你一直照不了镜子吗？"

"是的，盯着水里的影子看太危险了……"

"我懂……可能会死在里面。"

"就是这样。但如果我的脖子变成人类那样的长度，就没这烦恼了。说不定我还能打呵欠。我们长颈鹿虽然每天睡眠少于两个小时，还是站着睡的，但我们不会打呵欠。”

海龟好奇地问：“你站着睡觉？”

“对呀，都怪狮子。要是我们躺着睡，就不能及时站起来自卫了。”

“有趣……”

“等有了人类那么短的脖子，我就会打呵欠了，成为世界上唯一一只掌握这种诀窍的长颈鹿。其他的长颈鹿肯定嫉妒得脸都变青了……我真想看到那一天：我，站在平原的中央，被无数脸色发青的长颈鹿包围着……我终于独一无二了……幸福啊！”

海龟满腹怀疑：“你真是这么想吗？”

也许是因为脖子太长，耳朵高高在上，长颈鹿似乎没有听到海龟的话，继续自顾自地说：“可整形医生最后对我说：‘我认为这不值得一试！’他还大笑起来，笑得直揉肚子。笑够了，他又重复了好几遍：‘不值得试！不值得试……’他在嘲笑我很滑稽吗？这可太伤我的心了。他建议我先接受心理治疗，再考虑手术。当我要离开办公室的时候，他补了一句：‘你能坚持到那时候吗？……你懂我的意思……坚持……’接着，他又大声笑起来。有那么滑稽吗？”

海龟突然觉得自己很幸福，伸直了脖子说：“谢谢你！我想整形医生是想给你更好的建议。我之所以来找精神分析师，是因为我理解东西的速度很慢，我有个爬行动物的大脑，也叫原始脑。但你刚刚帮了我。如果等会儿精神分析师要你躺下，你就照做。他可能会给你准备一些木棍儿或石子儿。我先走了，去找那个饲养鹦鹉的心理专家。”

写给左脑的话

很难想象一只长颈鹿长着和人类一样短的脖子……然而，这隐喻安在我们身上真合适——受困于虚假的需要，自我的需要！需要被爱，渴求获得关注，为此必须维持某种形象，一个与众不同或足够引人注意的形象。

从小，我们就把获得关注与生存联系在一起，很早就把令自己与众不同的东西与其带给我们的关注联系起来。我们下意识地寻找方法让自己被倾听："请照顾我！"然后，慢慢形成身份认知的过程，我们围绕着那些在我们看来能令自己变得"可亲"、变得"值得关注"的东西，建立起多重身份。

这种联系贯穿我们生命全过程，而且非常活跃。与众不同 = 我被爱 / 我值得关注 = 我活着（因为我在被他人照顾），我们只需要短短一瞬，就能选用一个合适的身份，让这古老的等式成立。我们买名牌车，不是为了让车载我们从 A 点到 B 点，而是为了引起别人的注意，另外，自我还抱持着永远存续的幻想！用职务、职业这一类由人创造的东西来定义自己；换句话说，我们依赖自身定义的物种。对于我们的设想或创造，任何评判或抛弃都被视作对生存的一种威胁；由此，产生了面对一丁点儿批评就想斗争或逃跑的原始反应，同时也产生了批评的欲望。

身份认知的过程也与观点、信念、想法有关。新的等式不断衍生：我所思 = 我所是（你联想到什么了吗？[1]）；或者：我所信 = 我所是。因为它让我与众不同！

身份认知的过程中还会创造一些集体身份——国家、宗教。这些集体身份被视同生命，甚至有人拿生命去捍卫它们。

---

① 指笛卡儿的哲学命题“我思故我在”（Je pense, donc je suis），与此处提出的等式“我所思=我所是”（ce que je pense = ce que je suis）形式相近。——译者注

然而，集体身份只是个观点，不能代表我们的身份！在我们的一生中，总会有改变观点的时刻，幸运的是，我们不会因为观点的改变而消失！寓言《蜂巢》（以及本书后文中所有的寓言）旨在突出这个“心理骗局”，这个进化中的路线错误：我们把记忆的内容当成了自己的身份，还付诸行动，这已经成了一种反射——去捍卫记忆的内容就好像它们真的攸关生命。

> 所以我们生活在恐惧和敌意之中；这是人产生的两种最原始的情感。恐惧促使人逃跑，敌意促使人自卫。而我们的生命实际上被我们弃置一边。

这一重重身份认知产生的一个最严重的后果，在于对任何妨碍我们自认独特的东西，我们都会产生摧毁的欲望！面对比我们更受关注的东西，我们常常一瞬间被敌视的情绪笼罩。我们还觉得这是正常的，“这就是人生嘛”！

在《蜂巢》中，有这样一段话：“如果我们沉溺于过去和本可拥有的未来，那就是在凭空浪费我们最宝贵的机能：赞赏、建筑、创造、喂养、学习、传播，还有许许多多……

它们还在，就在我们身体里，只是不再运转了。因为我们对此已经无知无觉，只顾埋头于不再存在的东西——过去，而放弃面对现实——生命。”

该怎么做呢?

首先要弄懂这些七七八八的身份认知，揭露它们的罪恶！借用苏格拉底的名言：“认识你自己！”把它奉为箴言。如果苏格拉底活在这个时代，他可能还会补充一段：“不是让你游走在自我意识的各个层面欣赏个没完，也不是让你拾起所有那些描述是什么让你变得如此引人瞩目的故事，然后陶醉地讲给自己听，而是要深入你面对现实的能力！要认识到，在你的恐惧或敌意背后，掩盖着一种需要，是你的自我在要求保护自己，希望自己永不消失。”

再对自己说一次：“欢迎来到人间！”时不时地想一想这句话，真的！这样能帮我们仔细聆听生命的语言，而不是错把我们存入记忆当中、不停将小“我”与之相联系的那些内容奉为圭臬。

但最重要的是，再说一次：“欢迎感受存在；存在于各种形式的生命当中！”在蜜蜂的嗡鸣、蚂蚁的行进、蜂蜜的香味中；在汁液、汗珠或露水中；在暴风的呼啸、情人的呻吟中。欢迎来到这一刻，这个瞬间一切尽现，雨水的气息和着阳光的味道；孩子兴奋的哭叫声夹杂老人迟缓的呼吸声；新芽的鲜嫩辉映鲜花的浓艳。

欢迎来到人间！

……

欢迎感受被倾听的需要，因为它可以让我们停下脚步，听到来自过去的呼喊，以及从我们的身体里发出的咆哮，然后自问它究竟是一种真正的需要，还是只是当我们无法引起他人的关注时才发作的恐惧，担心自己一无是处。特别是当这个“他人”是我们绝对需要的聆听对象时——不论是父亲、母亲，还是其他任何被认为应当重视我们所言的他人。

也欢迎感受这种怀疑自己一无是处的恐惧，因为它也是一个机遇，能帮助我们认识到，自己的价值不仅仅在于被倾听，还在于沉默，因为在沉默中我们可以听到一切：画眉的啼鸣，巴赫的曲调，甚至沉默的旋律……

最后，请尽量使用恰当的语言：在你的话脱口而出之前要好好权衡，扪心自问一下是否真的必须将它说给别人听。

寻找当下的意义

与自我来一场对话，把所有的质疑和指责吐个痛快。然后清空这些声音，将注意力与创造力联系起来，你会发现，生命原来被赋予了更多意义。

讲给右脑的故事：流浪少年

为了能赋予生命深层的意义，人能够忍受很多、甚至所有事……深层意义的缺失会使生命的存在变得不完整，在某种程度上，这不啻是一种病……只有当我们能够用我们的自由去创造有意义的东西时，我们才真正拥有自由。因此，对人来说，发现生命的深层意义比什么都重要……

——卡尔·荣格

夜色越来越深了，他踉踉跄跄的步伐本来就没有方向，寒冷还变本加厉地让他裹得严严实实。他刚在警察那儿缝合了脸和手上的伤口，就又来到了街上。结在针口上的血痂被冷雨重新染成红色。支撑他熬过十七年的活力被这雨淋得一分不剩。消瘦的大个子再一次臣服在廉价酒精带来的巨大眩晕感中。每次他两腿一软摔倒在泥泞的街上都能惹来旁人嫌弃的皱眉，而他则每次都笨拙地憨笑着把他们赶走。

他不认得这个街区，只觉得一切都极其奢华。他的双眼被冻出一层水雾，却盯着精美的窗户和烟囱里透出的摇曳的光不放，妄想给自己找个坐标。眩晕和雨水一起浸透了他的身体。地上仿佛有成千上万幅画在嘲笑他似的晃个不停，他挨个儿看过去，还是无法从麻痹的记忆里揪出一个熟悉的影子。陌生的倒影、怪异的形状，像旋转木马一样转个不停，带着他飘浮。少年突然惊醒，意识到自己的混乱，小心地托起酒瓶。酒瓶在哆嗦的掌心里滚动着，他盯着瓶中无色的液体看了会儿，然后大口灌进嘴里。他早已习惯用混乱充塞自己的内心，现在只想舒舒服服地埋头于混乱当中。他年轻的头脑对酒精上瘾。然而，他空空的肚子执拗得很，怎么也不肯让掺水的假酒如愿驱散脑中残存的意识。他的胃痉挛已经三天了，此刻还咕噜作响，疼痛难忍。

流浪少年斜着眼瞧路旁的一个垃圾桶，总觉得它在对自己暗送秋波。他是个垃圾桶鉴赏家，在过去的七年里，数千个垃圾桶被他里里外外翻了个遍。路过的人要么直犯恶心，要么一脸鄙夷，而他总能坦然又自在地对他们说：“我在这儿找我的灵魂。”他有些费劲儿地走近那个端坐在人行道边上的垃圾桶。以前，他可从没觉得区区一个垃圾桶能有这样的光彩。他晃了下身子，又努力稳住，陶醉在金属表面发出的亮光里，然后抬手抚摸着桶盖的边儿，活像勾引人的姑娘准备喝下酒杯里的香槟。终于，他把头伸进桶里。里面黑魆魆的，令人窒息。他突然感到一阵强烈的反胃。垃圾桶深处仿佛有个声音在回荡：“年轻人，你这么脏，配不上我们的肚子；我们精致的身体里没有位置留给像你这样的垃圾。去别的地方找吃的吧！”

听了这残酷的指控，少年又灌了几口酒，试图把心里燃起的那股火浇灭，结果那股火却烧得更旺了。他本有一分清醒，却不幸受到重创，于是蹒跚地走开。他被一个垃圾桶拒绝了，无尽的疲惫啮咬他每一处皮肉。混沌越钻越深，果腹之欲被抛诸脑后。“我什么都没了。”他喃喃自语，低声抽泣起来。他还以为整个城市人行道边上的垃圾桶都是他的朋友。每一次，他都奋力地将双手甚至身体探进垃圾桶里，冲破自尊的阻拦和谴责，投入一场又一场耗费能量的战斗。可今晚垃圾桶如此待他，他再也没能量战斗了。他又灌了一口酒，瘫倒在地。雨水浸透了他的薄衫。“我什么都没了。”他流着泪自言自语。

他勉强支起软瘫干瘦的身躯，想找个更熟悉的去处。他步伐凌乱，像个麻木的走钢丝的人，勉强能保持平衡。街边的装饰看起来愈发高贵，对他横眉竖眼。路灯似乎生怕被他摸到，灯柱在他迟滞的手边躲躲闪闪。灯光打在他脸上，那投在脚下的阴影似乎也在鄙视他的少不更事。他注视着这光亮，泪水涌了上来，似乎在指责那些不曾真正了解他的家伙们凭什么评判他。可所有的路灯都仍在自顾自地旋转，地上的投影相互交织，奏出一曲刻薄的交响乐，谁也不在意他的目光。路边的楼宇也加入了这场舞会。他的步子迈向哪条小巷，哪条小巷两旁的建筑就并肩靠在一起，把前路封死。“你不属于这儿”，他能从装饰墙上那巨型霓虹灯上读出这句话，“到别处遛你这副骨架子啦”！他试图跑起来，可步伐杂乱无章，哪儿也去不成。逃来逃去还是在原地踟蹰。路面顿时变得波涛汹涌，一道道柏油的巨浪向他扑来。“我什么都没了。”他大喊。

他感觉自己被抛得老高，如同被狠狠抖出地毯的一粒灰尘。他在空中滑翔了片刻，看见脚下的建筑正为成功驱逐他而弹冠相庆。下落时，他听到手中瓶子碎裂的声音，感觉有残余的液体溅到了裤子上。那仅存的几分清醒终于彻底崩溃了。

等他再睁开双眼时，看见了一条漂亮的虹鳟鱼，离他的鼻尖只有两厘米远。它定定地看着他，两腮和下颌一张一合，平静地拍打着鱼鳍。在路边沟底的细小水流里，它那美丽的身体散发着巨大的沉静。年轻的流浪汉恍然间觉得它在微笑。他想动一动，但沉重的疲惫感压着他的四肢。他趴在路边，脸泡在沟底的水里。虹鳟鱼盯着他，眼神平静得让人昏沉。一个气泡从鱼张大的鱼嘴中吐出，缓慢地升到水面上，没有破裂，而是脱离细流继续上升，停在少年面前，慢慢膨胀，然后炸开，闪现出一排五彩鳞光组成的文字，像极光一般在寒冷的空气里扭动。

“你终于来了！”满脸雨水的流浪少年勉强读出这行字。

虹鳟鱼摆动尾鳍，仿佛在表达被读懂的喜悦。又有气泡陆陆续续地从它嘴里冒出来，升到惊愕的少年眼前，炸出五颜六色的句子。每个字都映出和鱼腹相同的斑斓色彩：“我等了这么久，你终于来到我身边了，你看，我多高兴。”

少年想：我可从没醉得这么厉害过。

“这不是幻象，”虹鳟鱼吐出一个透明的浅蓝色泡泡补充道，“你现在很清醒。”

“它能读懂我的想法。”流浪少年既迷茫又恐惧。

“什么都不用怕，”虹鳟鱼又吐出一个大泡泡并炸开，向他保证，“我不能读懂你的想法。”然后是几个粉红色的小泡泡，散发着令人安心的暖光。

“那你是怎么琢磨出我脑子里的想法的？”少年愣怔着低声问道。

“我只是看你嘴唇的动作。我知道人类为了和聋哑的同类交流会这样做。我们鱼呢，早就掌握了这种朴素的沟通方式。但我会的还不止这些。我会仔细观察你的眼皮怎么开合、眼珠怎么转动、下巴怎么下压。我要是想了解你的感受，就会看你凹陷的面颊、皱起的眉头和苍白皮肤上的酒窝。”

一大堆气泡围着少年的脑袋，欢乐地挨个炸出色彩斑斓的鳞光文字，让他看起来像戴了一顶彩冠。

“你叫什么名字？”气泡炸裂带出一阵细微的气流，他在气流的弧线上看到这行橙色的字。

“人们叫我无家可归的人。”他壮着胆子回答，但仍显得十分腼腆。

“你好呀，无家可归的人。”一个小小的金色气泡带出一串发光的字，一阵温柔的战栗滑过他的心弦。他的四肢不再僵硬，头脑不再昏沉。他不是在做梦，虹鳟鱼在微笑，嘴直咧到鳃。他也勾出一个微笑，双眼眨也不眨地盯着那些发光的文字。

“我希望你能跟我讲讲你的故事，”这次炸开的是几个冷光小气泡，“我观察你几个月了，我想和你做朋友。”

“几个月了？”少年很震惊。

“对呀，记不清有多少个月了，”这行哥特式的花体字令少年难以置信，“我知道很多关于你的事情，因为我仔细地读了所有遇见你的人的唇语……我发现人类喜欢谈论别人。我知道，你从几位老流浪者那儿学会了读写；我知道玛丽·安吉因肺炎离世前把自己关于垃圾桶、破衣裳的学问，甚至一辈子的艺术梦想都传授给了你；我还知道，你偷过一些封面有图画和金字的书，并把它们藏进和平公墓，堆在没人祭扫的老棺木里。我知道的不止这些，但我更想你亲口讲给我听……跟我说说你的事吧！”

无家可归的少年突然感到全身一阵轻盈，仿佛虹鳟鱼的气泡飘进了他的脑袋、胸腔和嗓子。他感到惊讶，不明白自己不知为何突然有了倾诉的欲望：“我探索酒带来的酣醉，就像别人探索暗穴或深海一样。从十岁起，酒瓶就充当我的指南针和地图。人们给了我流浪的街头，我把它变成了我的大陆，好吧，谦虚点说，我的花园。每次我找不着北的时候，最后总能找回容身之所。”

“你和想象的一样。”一个黄绿相间的光球飘舞着在空中炸开。

少年没有看到这个煽情的气泡，继续自己的演讲，仿佛被某种无法阻止的力量推动着。他第一次被人聆听（虽然只是在安静地读唇语……）。

“然而，这些对我来说都不够，因为我在寻找我的灵魂，却无处可寻。”

他停顿了一会儿，微温的眼泪混着雨水，轻柔地滴落在鱼身上。虹鳟鱼感动得直跳。

“当我成为小巷王国的主宰，迎接我的就只有垃圾桶的热情。我早早就学会了养活自己，靠的是它们带给我的乐趣，以及它们那慷慨的肚子为我准备的礼物。我让垃圾桶变成了我的伙伴、我的乳母。每天早上，我和它们挨个儿打照面，告诉自己，我一定会在里面找到生命的某些意义。它们小小的肚腹里，包含的那些过去，那些残余，那些经历……我想，在里面不可能找不到伟大的真谛……”

“可我刚刚知道，它们当中有一些种族主义者。它们说拒绝像我这样的垃圾。整个街区都排斥我，路灯、房屋，甚至马路都要赶我出去。我彻底累了，丧失了对灵魂的追求……”

“种族主义的垃圾桶……”一个泡泡闪烁着梦幻般的光芒，从一道微不可见的缝隙里浮出来，后面紧跟着三个紫色的小点，长时间悬浮着。其他的光球继续上浮，每个光球都是五彩缤纷的字句。

“我经常游过你说的那个街区；那里的一切都很疲惫，充满衰竭、愤怒、沮丧。我不得不多摆动鱼鳍，多搅动些水波去理解这些情绪，但现在，我知道为什么会出现这样的冷酷和荒芜了。我会把我发现的宝贵的秘密告诉你，但在此之前，我希望你能先听我讲讲，在步行道和主街面之间的细流里，我摆动着身体都在做什么。”

流浪少年毫不犹豫地表示同意。

于是，虹鳟鱼开始吐出长串的气泡。每张一次下颌，都冒出几百个、几千个……有些泡泡径直飘进少年的鼻孔，温柔地在鼻黏膜上破裂。一种奇妙的痒引得他笑了起来。其他泡泡轻轻贴着他的脸庞，从下巴升到发际。有一些停在他露出惊讶的眼睑处，转着圈圈，直到皱纹里的灰尘落进眼角。所有气泡的迸裂声都好似秋日的森林一般和谐……闪烁的字句在他面前舞动：“我要去参加水生生物的盛大舞会。几百万年以前，无数的鱼类、甲壳类和海洋哺乳动物聚集在那儿，这是最大的秘密。鲨鱼、鲑鱼和菱鲆，与海豚、白鲸和蓝鲸生活在同一片海域。鲟鱼、沙丁鱼和黄鲈，与小虾、龙虾和螃蟹比邻而居。每经过二十次大潮，我们就在北海寂静的浮冰下面相会一次。我们一起过冬，被厚厚的冰层和狂暴的风雨庇护……”

“从前，我们的旅程只是为了海洋世界的庆典。我们伴着鳍的赞歌舞蹈，迎来春天。大海可靠且安全；没有网、没有钩、没有饵，只有笃信、坦率和真诚。鱼与鱼之间坦诚相处，我们知道，自己的兄弟、姐妹、朋友绝不会让我们吞下欺骗、谎言、废话或圈套。我们之间是透明的。”

腹内的一阵强烈的痉挛，令流浪少年意识到自己很想参与这样的欢宴。虹鳟鱼察觉到了他的忧伤，试着重新吸引他的注意，于是让吐出的字变大，泛着珠光，在夜色中更加耀眼：“我们在快乐和宁静中期待着盛会的到来，直到噩梦来临的那一天。如今，就算重逢，我们也认不出过去的密友和亲人了。我们变了样子，变垮了、变衰弱了，如同残废！有些成年鱼，明明处于一生的黄金时期，却鱼鳍残损，鱼鳞穿孔，鱼眼翻白。新生的小鱼中，有的生来就有三个头，有的只有半个鳃。有些鱼没有尾鳍，要想自立，只得把水藻插入皮肉里。上次会面的时候，大鲸鱼给我的震撼直入骨髓。它们说自己的乳房逐渐堵塞，乳汁变成了灰色，并且一天天趋近黑色。它们甚至还一边哭，一边让我看年幼的仔鲸如何在无效的哺乳中渐渐变得衰弱。‘除非一声疾呼，能让所有有乳汁的母鲸同时收缩肚子喷出乳汁，孩子们才有救。’它们绝望地哀叹。在那之后，每天晚上我都能听到令人心碎的哭喊，悠长尖锐得好似能穿透全世界的海。

“有一只美丽的鲟鱼，每次会面时不论碰到谁，都要说一遍，它觉得自己可以像父辈一样活七八十岁。但随着会面次数的增加，它的高论变得黯淡了。最后一次讲话是在五十岁的时候，它透露说，它的脏腑经历着先祖们未曾受过的疼痛。它口齿不清，说现在的自己的身体一天比一天虚弱，又苦涩地拍拍鱼鳍，绝望地说，它只剩一两年可活了。”

流浪少年正想抚摸虹鳟鱼时，一串红色的气泡猛地喷出阻止了他。“不要碰我”，虹鳟鱼变得敏感和紧张，“我现在非常脆弱，哪怕最轻微的触碰都会穿透我的身躯。我喜欢你的温柔和同情。请相信，在我内心深处，已经为这份温情保留了一个特殊的位置……但我必须讲下去，你千万不要摸我。”少年点了点头，以示理解。虹鳟鱼的嘴巴张合几次，吐出大量苍白的气泡，搅得整条水沟泛起波澜：“现在，我们的碰面只会制造焦虑和沮丧。这不再是一个盛会了，而是一场凄惨的会议，我们聚在一起，想了解是什么在改变和杀死我们。去赴会的动物越来越少。赴会的路上也有生命危险。水变得像胶一样黏，会把我们的鳃粘住。只有付出极大的代价才能穿过这些水域，而有些鱼连这样的机会都没了，它们有的肚皮朝天，像随波逐流的一块块墓碑；有的则搁浅在充满油污的河滩上，或是海岸边树脂状的泥淖里。面对这样的局面，我们正在探索新的路径。我们借道水渠和边沟穿越城市和村庄。我们只有在漆黑的雨夜才敢踏上旅程，从不敢在星朗月明的夜里行动。我们非常珍惜暴雨和浓雾。尽管雨水会带来痛苦和腐蚀，但它也意味着更多的氧气，总要好过河里的胶泥或沼泽里的油脂。黎明时分，我们会到达河流和小溪，但只要游上一天，我们又被顺流送到其他因为人类活动而干得冒烟的地方。自从臭烘烘的粉尘和泥污充塞了我们的河床，毁掉了我们的沙滩以后，我就这样穿过了各个大都市。这就是为什么你会在这道又细又浅的泥水沟里见到我的原因。”

无家可归的少年一点一点地把脑中的清醒拼凑起来。冰冷的雨水淅淅沥沥地打在他浮肿的脸上，濯洗着那些让人恶心的污渍。他看到琥珀色的眼泪从虹鳟鱼的眼里滚落，然后感到自己的眼眶也盈满了泪水。

一串粉色珍珠般的泡泡冒了出来，一个接一个地炸开："我在水沟里游的时候发现了你。你的孤独直直地沉到了沟底，在最黑的深夜里，我开始渴望认识你。"

少年体验到一种从未经历过的感受，一种发自身体内部的奇异的潮湿，暖烘烘地充满他的肚子、肩膀和后背。温暖的柔情在他身上流淌。虹鳟鱼吐出一个气泡，越胀越大，但没有破裂。气泡上有个脐状凹坑连在鱼嘴上。他可以看到气泡的薄膜在雨中微微颤抖，而发光的文字透过薄膜，如蝶翼一般轻颤。一时间，他联想起每天用水晶球占卜那动荡不安的未来的吉卜赛流浪者。虹鳟鱼继续吐气。那些文字聚在一起，让气泡的内部变得十分明亮，发光的气泡像盏灯，一下子照亮了半条街。少年逐字辨认："还有几个月就是聚会的日子了。我很害怕即将目睹的惨象。我想象得到那会是怎样恐怖的盛会、悲惨的节庆，就像在这座城市的大饭店窗外看到的某些时装秀一样。"

"我担心空气浑浊，天色灰暗。我能看到同类各种最恶劣的丑态，到处是中伤、诽谤和癫狂。自从异化后，我们的行为也发生了改变。体内发生变异，身体越发虚弱。水变得黏糊糊的，我们的内心也一样，就像腐烂的泥浆把鳃牢牢裹缠住再也无法鼓动。我们的灵魂成了制造变异的源头。除了自己，我们心里装不下任何人。我们开始彼此隐瞒，彼此欺骗，彼此利用，开始彼此视而不见，推崇诡计谋算。没有谁还愿意浪费时间跳进瀑布，或者在少数依然平静的湖泊里嬉游。我们靠互相争斗求得生存。以前，我们从来不会见到一条鲑鱼吹嘘自己拥有河里最漂亮的石缝。龙虾从来不会拒绝和螃蟹钳子交握。鱼类之间从来不会像白痴一样互相谩骂。可如今，我们的做派和驱赶你的街区如出一辙，只会制造疲惫和衰竭。我们现在正在经历的，就是那出种族主义垃圾桶的悲剧。”

少年无家可归，但此前却幸运地避开了所有出身于那个刻薄街区的人。他熠熠生光的眼睛里还保有好奇心。虹鳟鱼觉察到了这一点，一串串忧郁的辅音和元音从它口中呼出，钻进那个粼光闪烁的大气泡里。

少年又读出：“我整夜整夜地观察市民的特点和行为，发现他们脸上、肩上和背上全都带着怨恨。我知道他们和我们一样忍受着疲惫。我曾经在两条水沟间来回地游，和生活在附近以及远道而来的动物们分享这一发现。作为回复，数不清多少同伴用唇语向我讲述了同一桩悲剧：它们如何被翻来覆去地摧残。我说它们是虎口逃生，虽然得以幸存，但也很难解释那些实施屠杀的恶童为什么要这样做。也许是因为他们的父母总是缺席，于是那些希望吸引父母关注的小孩儿达成了一致，决定一起扫荡所有鱼缸。那是一场全面的屠杀。鲫鱼、热带鱼和清洁鱼都被活生生地丢进狭窄的水槽、浴缸或厕所。幸好遇上涨水，它们当中的大多数顺着排水沟游过来和我们在一起了。尽管有些鱼在途中被刮掉了些鳞片，但总算保住了小命。为了铭记这件事，我们设立了一个纪念日，在这一天，地球上的所有鱼共同表达对逝者的哀思，保持数小时静止，以纪念我们那些频繁受到操纵、伤害或欺骗的同类。这一天，我们称之为‘4月1日大屠杀’。”

少年觉得非常奇怪，因为这一天是人类耍弄各种恶劣的小把戏、互相作弄的日子。

虹鳟鱼继续用发光的字讲下去：“在这桩惨剧发生之前，那些鱼尚有时间，可以无拘无束地观察给自己喂食的男男女女。它们印证了我的感受：我们和人类背负着同样的创伤。人类再也没时间享受孤独或互相分享。他们不再交谈。疲惫地醒来，疲惫地入眠。没有人愿意再为他人服务。他们失去了生命的意义，却一无所知，或者干脆把缺失意义的生命当成一个橡胶面具，希望用它阻隔气味，却忘了那刺鼻的味道来自面具本身。”

“他们每天都面如菜色，和他们制造的垃圾一样，却还整天追问到底是什么在消耗他们。他们因为筋疲力尽，所以孤立自己，然后又感到孤独，继续筋疲力尽……和你一样，他们不再关注灵魂……”

一道光刹那间令少年目眩。随着这道光，气泡胀得足有南瓜大小。

少年从眩晕中缓过神来，惊呼：“我明白了！我们悄悄地变成了我们所创造的东西本身……因为忽视生命，所以轻视生活。于是，大自然就用衰竭作为报复。它累了，有那么多愚蠢且无用的争执，它厌倦了无休止的弥补。有了大自然，我们才是一个整体，它的衰竭会不可避免地复现在我们身上，让我们筋疲力尽。泵进我们的心脏的不再是鲜活的血，而是泥沼和阴沟里的水，以及糅合了冷漠和厌倦的残渣的废血。我们让湖水变得像鼻涕水一样黏稠，殊不知我们的感情和知觉也一样，被怠惰和衰弱牢牢粘住，日渐僵硬。”

“我们从自然手中剥夺了它的脏腑，同时也剥夺了我们自己的脏腑；我们剥夺了自然的灵魂，同时也无可挽回地剥夺了我们自己的灵魂……”

流浪少年疲倦地长叹一口气，说：“但为什么要如此玷污养育我们的自然呢？怎么就意识不到，杀死了自然，人类也会失去自己的本真呢？”

虹鳟鱼断断续续地吐出几个无色的气泡：“他们有别的

要紧事，他们想变得富有和强大。我想他们以为这样就能吓退、误导，甚至欺骗死亡……在那些打击、欺侮你的人的脸上，在那些小声谴责你的人的唇上，我都能看出这种想法。你代表着激怒他们的事物，你意味着他们所摧毁的东西……这就是为什么他们的垃圾桶拒绝你，他们的路灯也羞辱你。你的贫困是一面镜子，会提醒他们自己的脆弱和疲惫，使他们想起已经很久不再把时间用来赋予生命以意义……你的格格不入会激起他们的焦虑，令他们不能动弹。他们驱逐的不是你，而是你所代表的东西！”

少年再一次感受到了内心涌起的潮意。这时，虹鳟鱼又吐出一串新的泡泡：“我从逃出来的鲫鱼那里得知，人类下意识地希望，因耗尽生命而导致的死亡比因创造生命而导致的死亡会少些痛苦。”

少年沉思了一会儿，意识到，当人类开始喜欢欺骗死亡的时候，人与人之间的撒谎也就不是什么难事了。他问：“我能做什么？”

虹鳟鱼不假思索地吐出一串发光的小颗粒，散在水面上，组成句子：“流经你的城市的河需要你，需要所有能帮助它的人。它还有救。在它那里，你能找到你的灵魂。”

少年迷惑不解，恳切地问："但是我该怎么做呢？"虹鳟鱼微微动了下鳃，吐出一句："清除河里的垃圾和污秽，你就能找到你所寻求的东西……"

少年想立刻起身，但又被一个透明的小球所吸引。虹鳟鱼平静地在水中游荡，看起来十分自信。经过无数次碎裂，那个透明的小球最终变成一束白光，上面写着："冷静，着急没有用。首先要找到其他寻找灵魂的人，请他们陪你一起做这件事。他们的存在对你的追寻之旅至关重要。两天后，当夜空的第一缕银光打在河面上的时候，我会出现在那里。"看到少年蹙起了眉头，它又加了几个泡泡："别担心，我还有足够的氧气。"少年似乎放心了，虹鳟鱼继续说："我会给你指引，在城市近郊有个地方，在那儿能找到可以食用的草。我还会给你指干净的水源，你可以放心饮用。我会在'最后的叹息'桥下等你，那里的河流毗邻和平公墓的入口。再见。"

虹鳟鱼像箭一样沿着路边水沟游了出去，消失在一个黑色的圆环中。随后的几个小时里，少年遇到了一些流浪汉，向他们讲述了这段奇遇。几个人放声大笑："排水沟里的一条虹鳟鱼吐文字泡泡……告诉我们你喝了什么，伙计，我们也想尝尝……”他们笑得直拍大腿。到了第二天傍晚，一些人跟在他身后嘲弄他，拿他取乐。

天下起了大雨，浓雾升腾起来。

他们走到桥边时，已经被迷雾和黑暗重重包围。他们几乎无法看见彼此。一句嘲讽划破了沉默：“嘿！伙计，要是你的虹鳟鱼想让我们看到它，它得在泡泡中间点根蜡烛了。”接着响起附和的笑声：“你说那鱼能用好几种语言说话吗？”

少年无视他们的挖苦，慢慢走近岸边，虹鳟鱼并没有愚弄他——他看见虹鳟鱼旁边还有三条巨大的鲑鱼在迷蒙的海浪中耐心地浮游。

流浪汉们当即沉默了。他们大惊失色，像奉神般地静默。少年招呼他们坐下，他们毕恭毕敬地照做。虹鳟鱼吐出十几个巨大的气泡，升到流浪汉眼前。光球在夜色中旋转，仿佛灯塔的星点远光。随后光点又分开，散在浓雾中：“做得好，无家可归的人，再见到你我真高兴。也欢迎你的朋友们。”

流浪汉们回以热情的微笑。此时粼光文字接着写道：“现在你们就要开始行动了。沿河走下去，你们可能会被污染河畔的各种垃圾绊倒。只有恢复河流从前令人心醉的美丽，你们才能找到自己的灵魂。我承诺过的草和水源在一棵有十二个树干的橡树旁边，要去更上游处才能找到。祝你们好运。”

少年想挽留，但虹鳟鱼游弋激起的波纹已经消失了，水面又恢复了镜面般的平静。鲑鱼也跟着它一同消失了。

黎明时分，流浪汉们终于借着天光，看清了那些神秘生物刚刚待过的水域有多么惨不忍睹。

他们埋头劳作。整整几天，他们拾起瓶子、旧鞋和不计其数且不知用途的杂物。一些孩子也加入进来。其中几个孩子正是著名的“4 月 1 日大屠杀”的凶手，而今对自己的恶行懊悔不已。一些人带来了自己居住的街区的垃圾桶。当少年看到桶身似火一般的光泽时，他感到周身有一阵畏惧袭来。但当他看到这些容器将他手里的垃圾统统吞下时，他并没有十分惊讶。孩子们默契地对他眨着眼。

在接下来的几周内，少年看到一些满头银发的退休老人，他们被这里宁静的喧嚣所吸引。面对好奇的围观者，清理垃圾的“猎手们”均投以奇怪的平静目光，这又引来了一些商贩，男的女的都有。传言说，河岸上刮起了一阵神奇的风。有人低声说，一阵清新而芬芳的微风——某种神秘的力量使得加入垃圾清理行列的人感受不到疲惫。许多人从第一次行动开始，就感到胸中充满安宁。新来的清理者会得到少年的一个拥抱，简简单单的一个动作就能让他们感到宁静传遍全身。他们发现，只要彼此手拉着手，就能消灭积蓄已久的疲惫。

一小时又一小时过去，景色正在发生改变。

河的面貌从腐臭的面具里露了出来。青年们刚刚收到第一份爱的告白，他们的脸颊绽放出光彩，河流的波纹也变得生动起来。

生命即将重生。可流浪少年什么都没有发现。他变得越发沉默和焦虑。他依旧没有找到灵魂，自己依旧是个心灵疲惫的人。而其他的流浪汉却体会到一种沁入骨髓的幸福，他们将之归功于每天食用的美味的草，或者止渴生津的甘甜的水。少年知道，他们错了。在他的内心深处，隐约有另一种解释，但他无法清楚地描述是什么。每捞起一点废物，他都希望能发现线索，让他能理解虹鳟鱼留下的信息。他的手浸在水中，搜寻河的每个角落，但河水仍然沉默。终于，迎来了河水重新变清的这一天。几个老人和孩子刚刚清理了鹅卵石上最后的污迹。然而，令周围人不安的是，流浪少年显得十分沮丧。他的眼里盛满了空洞，一边走，一边沮丧地垂着头。正要离开这里的时候，他听到几声惊奇的叹息。刹那间，所有人的头都转向同一个方向。太阳把最后一缕余晖洒在了重新焕发生机的水面上。那场面看起来颇为壮观。这条河流完全露出了本来的模样；它呈现出自己最隐秘的美，也将它的灵魂一并奉上……所有人都目瞪口呆地坐下，发不出一点声响。泪水划过因欣喜和赞叹而僵住的眼睑。手需要相牵，身体需要相偎。人体的温度与大自然的壮美合在了一处。

少年露出笑容。他温柔地拥抱了两个孩子，这时，他意识到自己寻找的，正是他刚刚完成的事，以及他所成为的样子。他发现疲惫已经彻底消失了，消失在他此刻赋予生命的意义当中。灵魂终于在他身上重获栖居之所。他知道还有其他的河流和鳟鱼在某处等待着他。他突然发觉，三个多月以来，他没有沾过一滴酒。他用眼神向一个流浪汉致意，发现流浪汉和他一样也在流泪。少年的心跳热烈得如同鼓掌。黑夜开始降临，每个人都在进行最深情的告别，这时，一声高呼令拥抱的众人骤然分开——“看！”小孩子们又用手指向河边。一个极其巨大的气泡浮在水面上，缓慢地移动到因惊喜而怔愣的众人上方，然后在噼啪舞动的彩虹色光束中炸裂。最后，空中留下了道道花纹。与文字同时出现的，还有风送来的声音，仔细听，那是一句句动听的低语：

“谢谢！”

当原始脑遇到精神分析师

海龟在敲鹦鹉饲养员的门，敲了好多次都没有应答。奇怪，明明预约了。它那爬行动物的大脑试着提出假设（为此，它得十分努力，因为“假设”这种东西本不属于爬行动物大脑的功能），最后得出两点：

——要么治疗师不在。

——要么他没听见。

海龟又敲了一次，心里有点不舒服，想放弃。爬行动物的大脑就是这样，它生气了，这种反应属于它大脑的正常功能。它又提出另外两个假设：

——要么治疗师有点耳聋。

——要么他有注意力缺失症。

爬行动物的大脑火力全开地活跃着，自行做出了解答：“这就能解释治疗师对鹦鹉的兴趣了：永远不必主动要求重复……永远不必为自己分心、困惑、注意力不集中进行辩解……永远不必听到：‘别让我再说一遍！’”

海龟对这种假设十分满意，它发现自己很聪明：还没跨进诊室的门，自己的疗程就已经迈出第一步了。

它还不知道这是错误的一步。

它又敲了敲，仍没人应答。它在尘土中拍打鳍状肢，用一种对它而言堪称疯狂的快节奏——每分钟一次的频率。它生气了，而一只生气的海龟看起来可真不美：下颚不时咯咯作响。

现在，它每分钟拍打两次——激愤达到了顶峰！

它终于抬起头，看到一张通知：“谜题：只有当您发现等待的乐趣时，门才会打开；否则，您可以到别处去看看我在不在……如果您感兴趣，谜底就在门前，不在门后。”

海龟更加生气了，几乎怒火中烧。它拍打鳍的频率接近每分钟三次，这意味着它离狂怒不远了。

它恼恨自己脑子转得慢。它怎么可能找到等待的乐趣？爬行动物的大脑尝试寻找其他假设。但这一次没能做到，毕竟它的大脑本来就没有这种天赋。

“谜底就在门前，不在门后……”海龟重复着这句话，像只鹦鹉似的，它想，万一治疗师能听到，说不定还能博得他的欢心。而当它喃喃自语地重复的时候，它并没有看着门。它再也不看门了，因为那爬行动物的大脑只顾着暴怒——它的大脑在生气方面倒是很有天赋！

它非常想见到医生，不是为了帮自己冷静下来，而是想给他一记耳光。爬行动物的大脑擅长做这个！

要是强行破门呢？

它第一次尝试时后退了一步、两步……猛地一冲……把自己抛向前方。只听“笃”的一声，不是“砰”，门纹丝不动。

冲劲不够。

它退得更远了些。它怨恨起所有出谜的人。他们一点都不理解爬行动物的大脑。

“全是白痴！”

爬行动物的大脑擅长说这句话！

“这个鬼专家到底是谁？

“这个无耻的出谜人！

“这个自恋的懦夫！”

海龟一边评判他，一边评判自己，它不再觉得自己聪明了；它刚开了头的疗程就此夭折了！

它继续向远离门的方向退。它怨恨起所有的门来，怎么偏要挡它的路。它想把它们都撞破。门都是白痴！尤其是挡着别人见治疗师的那些门。爬行动物的大脑失去了理智，这是它最擅长的。海龟停了下来。它准备再冲一次。

正在这时，它注意到这扇门的木质纹理。是橄榄木。它在突尼斯见过橄榄树。它想走近一点。这回，它前进得很慢。门是金色、米色，或者粉色的，很难说清到底什么色，因为不同的色调搭在一起，区别十分细微，似乎还与光线的变化相关。一道道咖啡色的线条在木板上蜿蜒而过。此刻，在这样的和谐之中，有什么东西出现了。海龟感觉到了。面对这样的美，爬行动物的大脑不知道该说什么是好。事实上，它什么也没说。它沉默了。

海龟爬到了离门只有几厘米的地方。它伸出鳍状前肢，想好好欣赏门的质地。在它马上要摸到木头时，门开了……

海龟笑了。它知道，刚才，它迈出了诊疗真正的第一步。它刚要高兴，阴影中就响起一个暴怒的声音：“我一直在等你，你花了不少时间！”

写给左脑的话

当然，我们在这里讲的是关于爬行动物大脑的夸张故事！这是个寓言，不是神经解剖学的专论！但是这个隐喻说明了，当自我感到遭受威胁时，我们的整个身体会被什么样的原始反应所占据。只需要一个想法——一个就够！它像流星一样划过大脑，推翻所有生理反应。

几百万年以来，我们的大脑已经适应于把注意力转向可能构成威胁的东西：叶子的动静、陌生的气味、奇怪的声音……为了确保自身安全，这是必要的。一颗果子掉下来，就能瞬间导致一连串应激性的自我保护反应！现在，只要关上一扇门（而爬行动物的大脑认为它应该打开），身体就会警铃大作，发出指令，调动肌肉和下颌。任何被视为拒绝的东西，都会招来荷尔蒙大军过境。一声嘲讽的笑，一次目光躲闪，一个偏颇的词；这么多数据会立刻被记录和分析，仿佛马上要遭遇捕杀一样。然后，对数据的审视剖析会长达几小时、几周，甚至几年，造成神经内分泌系统持续性地紧张运转——甚至连门都被当成傻瓜！这样一来，大脑就会维持一种不适的状态，即抑郁或者轻蔑。

变得“清醒”并保持“清醒”很重要。“清醒”意味着要接受身体的反应，学会观察它，以免让触发这种身体反应的因素留在记忆当中。让注意力重新回到智能的领域，打断大脑中图像和文字的活跃——嘲讽的笑、躲闪的目光、偏颇的话语，只需要一个简单的推理就能做到，比如：“哎呀！我全身正处于攻击或逃避状态，因为别人嘲笑我的想法、围巾或发型；这是何等疯狂！……”重新回到意识领域，而不是放任注意力被缠进原始反应的网里；说到底，这不过是一个图像或者一个错误身份认知的问题。

在前面这篇隐喻中，我们的海龟发现，可以学着如何摆脱这种远古的生理机制，转而掌握另一种无懈可击的机能：欣赏和赞叹的能力。至于少年流浪汉，他重新掌握的则是创造的能力。

少年经历了拒绝（来自种族主义的垃圾桶）。他觉得自己不再值得他人的关注。有时候，人生中的某些拒绝并不是真的，我们可能会把一句话或一个撇嘴当成贬低或歧视的表达。推敲一下，我们就会发现这些“信号”甚至与我们无关。然而，在譬如在流浪少年这种情况里，我们可能真的会遭遇拒绝，因为某些人的自我无法忍受我们的存在所代表的威胁：不得不把此前专属于他们的关注（不论是自以为的还是真实的）分一部分出去，这对他们来说就相当于对其“安全”领地的侵犯和对他们自身形象的间接抹杀。个人的自我意识不喜欢一切争夺他注意力、使他失去原有特权或者损害自身形象的事物。和石器时代挥舞狼牙棒的原始人一样，竞争对手（即入侵“他的”领地的人）会引发自我意识的担忧；对手必须被消灭（就像电子游戏里那样）。一旦出现“更如何如何”（更强大、更漂亮、更聪明、更被爱、更富有，甚至更贫穷），旧的监视系统就会开始运转，催动神经元去诋毁、削弱或抹黑这个“更如何如何”的对象。

流浪少年一直在与深深的空虚感作斗争；无论走到哪里，他都不再被接受，仅仅只是存在就构成对周围人的打扰，并且触发后者的生物警报系统；对他来说，他的生命不再有意义。

“一个人如果无法为他的行动、关系或生命找到某种意义，就会处于一种烦扰、无助的状态，维克多·弗兰克尔[①]将这种现象称之为‘存在挫折’或‘存在空虚’。而补偿途径也是有的，比如酗酒、吸毒、社会越轨[②]，又或者采取其他逃避方式，比如工作狂、赌博瘾、八卦癖等。如果这种状态持续下去，可能转变为神经官能症。这种病症的主要特点是对一切事物失去兴趣和能动性，深陷空虚感——感觉人生没有目的，失去意义。”

有时，只需要一个亲切的对话空间，一次充满爱的“智慧”的相逢，就能让注意力与创造力重新联系起来，重新获得赋予意义的可能性。

“欢迎来到人间！”

请像重复祷文一样重复这句话——

---

① 维克多·弗兰克尔（1905—1997），奥地利犹太裔临床心理学家，发明“意义疗法”，成为西方心理治疗的一个重要流派。——译者注

② 又称越轨行为、偏离行为，指在特定的社会和文化条件下，个人或集团违反社会准则的状态或行动。——译者注

欢迎体会何时何事都自觉无能的感受，因为这会促使你去寻求帮助，而不是荒谬地自认无用之人。（应该写本书，书名就叫《无用者的无用性》，专门论证无用者只不过是一个由部分男性创造的概念；大概是为了证明他们相对于女性或其他男性的优越性。）

欢迎抱有自己不够美丽的这一想法，相信自己是“灰墙上的一个灰点”（借用一位老朋友的说法），这样才会发现，真正的美在于有能力欣赏美的表达，看得到美真正的体现：蜻蜓或蝴蝶的轻盈，蛞蝓交配时的舞动，或者雨滴从水果的表皮上滑落的过程。你还会发现，就算不像泰山那样壮美，或像珍妮[①]一般丰满，照样可以为伦勃朗[②]或莫迪利亚尼[③]的画而惊叹。

然后，也欢迎感受无聊和空虚，这样才会发现，我们

① 美国科幻作家埃德加·赖斯·巴勒斯《人猿泰山》系列作品的男女主角。——译者注

② 伦勃朗（1606—1669），荷兰著名画家，擅长利用明暗塑造形体。——译者注

③ 莫迪利亚尼（1884—1920），意大利著名画家、雕刻家，“巴黎画派”代表人物之一。——译者注

其实拥有为看似无意义的事物重新赋予某种意义的能力；又或者接受现实，有时我们之所以勉力寻找意义，到头来只不过是因为自我在作祟！……我们得不断地对付自我意识的诡计，因为它随时准备用羞辱、诋毁、排斥、支配和操纵等手段避免自身日趋减弱、如同一张越变越小的驴皮。（“驴皮”这个词来自巴尔扎克小说[①]的标题，现在已经成为日常用语，指一切在使用中越变越小的事物……）

如何采取行动，通过何种行动才能找到意义？答案只存在于当下。

别担心，把握住当下，并不意味着你会失去自我！当你把注意力放在宝贵的现在时，你的自我意识不会消失，只是会减弱……当你忙着为他物而惊叹时，它将蛰伏在后，时刻准备抓住下一个机会、下一秒，抢夺你的注意力！

所以，欢迎来到人间，因为在这里，你能听到克里斯提昂·博班[②]的咏唱：“客厅的窗前有棵树。每天早上我问

---

① 巴尔扎克的小说《驴皮记》发表于1830年，是《人间喜剧》系列中的一部。

② 克里斯提昂·博班，1951年生，法国作家、诗人。

它：‘今天有什么新鲜事？’千百片叶子立刻回应：‘一切都是新的！’”

要如何采取行动，通过何种行动才能找到意义，答案只存在于当下。

谁是谁的不可或缺

先把爱与被爱，关注与被关注扔在一边。接纳心中羡慕、嫉妒和轻蔑的情绪，正视它们给身体带来的反应。看见它们，看见通向自由与自我的大门。

讲给右脑的故事：两匹马的失恋与暗恋

必须先构建身份认知，然后才能超越它。必须先存在，然后才能迷失……

——斯科特·派克[1]

从前，他很仰慕她。

他的目光从不离开她。一捕捉到她的身影，他连眼皮都不再眨一下。看着她把蹄子伸出马厩，他就感觉不到饥饿、口渴，甚至感觉不到血液的流动。他那雄性身躯的全部机能

①《少有人走的路：学会悦纳生命》一书的作者。——译者注

都停了下来，只留下投向她的深深的、专注的视线。那是单纯的注目、凝视。

桀骜的母马微微打战，他从旁看着，认定那就是大地的震动。他感受着野性的战栗，品尝着凶猛的痉挛，沉醉于她的每一次抖颤。她的鬃毛是金色的，在阳光下透亮而耀眼，他则孤单且驯顺，任由那金光直刺进内心的深渊。她是如此难驯，一举一动都如此高雅，令他忘情地欣赏那份渴慕不已的自由。她驰骋时又是那样叛逆，于他却是永远不会降临己身的恩典。

他不忌妒她，也不为自己与她不同而悲伤。他没有一丝嫉恨，也不渴望与她相当，只是那浓缩在健壮腰背中的自然的精华，令他产生了一种纯粹的欣赏。他欣赏这生命力的化身却不求拥有，并不执着于模仿或完善自己。能够观赏自己没有的东西，已经令他足够欣悦。

在日复一日的全神贯注中，他认识到，正是因为与她不同，他才心生赞叹，并且越是不同，就越是赞叹。他发现了差异所拥有的力量，并乐在其中。他一边凝神欣赏对方身上的奥妙，一边察觉到藏于己身的美。对母马拉斯卡的欣赏让公马奥内西姆与真正的自己靠近了千百倍。他对此心满意足。他的眼神里含着一种温柔的安稳，那是自信的光芒，作为一匹高贵的佩尔什马[1]，连奔跑时的一个转弯都透着十足的坚定。他知道，拉斯卡天生卓尔不群，她合该这样显眼，而且还会越来越显眼。他所能做的，就是追随着她，然后找到真正的自己！

但命运让他措手不及，公马奥内西姆发现自己开始变得迟缓。他没料到母马拉斯卡会变得彻底冷漠，尽管拉斯卡一直都是个冷美人，从不在意别人说什么。佩尔什公马奥内西姆感到一种前所未有的无力感堵在他的胸口。他这样强壮，这样高大，这样一往无前；可现在，他感到自己已不能再向前迈出半步了。他突然间深陷在脆弱和矛盾中，对方明明触不可及而弄得他满身伤口。他似乎提不起一丝力气，浑身肌肉充满着难以忍受的沉重。

他的仰慕开始变成一种斤斤计较的探查。他关注着拉斯卡投出的每一道视线；他密切监视着，希望能有一道视线是投向他那写满恳求的皮毛的。他止不住地想入非非，在那可

① 原产于法国佩尔什地区的名贵马种，以强壮、迅猛、体力持久著称。——译者注

怜的想象里，母马饶有兴趣、满眼好奇地注视着他，而这在现实中从未发生过。他试图让梦想成真，全身健硕的肌肉、鼓足所有的勇气为之努力。

求而不得令他心有不甘，他开始想方设法挣脱心中的沉重，尝试用各种举动博得崇拜对象的关注。但母马依旧什么也没看见，什么也没听见。奥内西姆像瘪了的气球，此前的努力都化作褶皱蜷缩在他的皮肉上。他依然凝视着拉斯卡，却感到自己离真正的自己越来越远，只有在柔软的梦里才能与之靠近。他无法跨过这份疏离，便蜷在暗处，徒留一颗想要了解她的心。他被绊住了，开始怀疑自己的灵魂是否索然无味，觉得自己不配被爱！尽管徒劳，他还是变着花样地展示雄性魅力，幻想用马蹄踏出地动山摇的气势，让拉斯卡对自己另眼相看。他固执地相信，展现力量就能引来她的注目，而土地是无情的，每次想搞得地动山摇的努力都只会弄伤自己。他获得的只有空虚！他变得沉默寡言，心头的负担变得更重；他早已习惯扼住内心的嘶鸣！他是兢兢业业的挽马[1]，但一种未知的疲惫浸透了他的全身，束缚着他的每一

[1] 用来运送物资的马，耐力和力量较为突出。——译者注

块肌肉。拉木头、拉雪橇、拉大车……都从没有像现在这样让他觉得气力尽失。飞奔时在田野上踏出青烟也无法让他正视自己的倦怠和虚弱，他觉得自己好像走在一片还没耕过的荒地上。

过去，他踩过碎石头、干黏土、硬泥块，在每一次心满意足地收工之后，他学会了品尝过度疲惫时肌肉和骨头缝里的酸痛。他有种感觉，现在这股新的倦意就像一个幽灵，从另一种形式的土地里钻出来：那是他从未耕耘过的内心！

有一天，来了一位年轻女郎，她那头金发和拉斯卡一样耀眼，她纤细的手拂过拉斯卡的马鬃，奥内西姆看在眼里，觉得自己更疲惫了。

他第一次见到难驯的母马允许别人触摸自己，爱抚自己……娇弱的少女站在身旁，一人一马之间结成了一种隐秘的关连。这画面在狼狈不堪的奥内西姆看来就是两个人共谋杀死了他的自我。他苦涩地发现，此刻的拉斯卡就好像一个领受圣体的信徒！眼前这场真真切切的神圣典礼，令他感觉自己的记忆在消失，而心灵在缓慢地开启。尽管百般不愿，他还是成了见证者，目睹了幸福的新生。就在他旁边的草地上，柔情出现了，爱诞生了！她们相视而笑，咧开双唇，就像划开云层的夜空露出的闪烁着的星星；两个宇宙接纳了彼此的进入，两股激情彼此交织。奥内西姆身上发热，头脑发昏，仔细地观看着这场神秘仪式，眼睛一眨不眨。在长久的凝视中，他似乎可以在这段关系中拥有一方小到不易察觉的空间。四下一片安静，野性与天真联系在一起，而他体味着每个安静的时刻。在她们目光交会时，他估算着这段自赋恩典的关系有多牢固。他调动自己仅剩的一点心力，试图去理解这个娇柔的陌生人——人类少女到底拥有什么，又或者做了什么，能让拉斯卡对她产生兴趣，表现出难得的温顺。他已经忘记了差异的力量。他傲慢地认定这是“母马的潜意识”在作祟，并一厢情愿地同情起拉斯卡来。他已经失去了与真实的自己的所有联系。再也不去聆听自己，再也听不到自己，再也不关注自己的存在。他早就习惯从拉斯卡身上寻找自我，他比任何人都更需要她！而眼前一人一马的举动让他觉得毫无插足的空间，这一点令他变得虚弱、崩溃。这一曲高山流水遇知音，没有经他的见证或同意，就这样钻进了他的耳朵里。痛苦完全淹没了他，他非常懊悔，责问自己为什么只能旁观这段友谊。

有时，少女会来到他身边，拍抚他的脸，但这匹骄傲的公马什么也感受不到了。来自他人的温度在他的皮毛处戛然而止，再也不能深入内心。

他开始践踏别人的温情和关怀，频频尥蹶子，做出一副难看的样子。他整天劳心费力的，只顾着自我批判，自我怀疑；把所有精力都投入到了围绕自我价值的心理斗争中。

每次有了新活计，他都恨不得用上比从前多几倍的力气，这副样子把主人们吓坏了。他们认为这匹佩尔什马可能病了，所以尽量收紧缰绳让他跑慢一点。他们甚至试过强迫他休息，在马厩里拴了他几天。可他焦躁极了，前蹄不停踢蹬，主人们实在没辙，只好重新让他上工。他们不得不让他更频繁地拉车，交给他更艰苦的工作。奥内西姆想走出阴影，决心忘记自我。

拉斯卡似乎离他更遥远，也变得更陌生了。她变得只接纳一个人，这使她同其他所有的生物隔绝开了，也使奥内西姆非常沮丧。拉斯卡驮着少女，像其他被驯化的马一样，缓步行进。少女的美衬得拉斯卡愈发光彩照人，拉斯卡的美也让少女显得愈发明艳。这对难舍难分的新朋友，和谐得好似第一座女性半人马浮雕像。相依相伴的温暖使她们形影不离。马儿随着同伴嗒嗒作响的舌头的节奏轻跳，灵活的舞步堪比马戏团的当红马。神奇的是，她似乎在有意训练自己去服从少女，这更加激怒了奥内西姆，令他愈加自闭。他拒绝看见拉斯卡变得不再像过去他眼里的样子！

而拉斯卡完全服从她的骑手，不想做自己了，因为“我融进你”实在是一件太令人快乐的事。她放任自己就这样被填满，被消融。内心尽是美妙的充实感，这感觉深深地扎进她的存在本身，引导着她的脚步和思想。她的每一个动作都在向少女的关爱表达感激。她正在生长的脊骨醉心于少女细腻的摩挲，她的侧腹享受着少女示意前进时绷紧的双腿。她衔着缰绳，随着嚼子[①]的指令行动，这种剥夺她的决策能力的压迫让她感到欢欣。一种安全感融化了她的意志。她现在知道自己的一生会是什么样的了！仅仅是想到这一点，她就觉得四蹄生风，腿轻盈得像在覆满青苔的大地上飘浮！

公马奥内西姆封锁了视线，拒绝接收任何能使他联想起自己的梦想的图像。他选择了拼命劳作，把自己幽闭其中。疲倦一点一滴地占据了他的记忆和意志，像附着在过熟果子

---

① 笼头的部件，连在缰绳上、套在口唇内的金属部分，用以控制马匹等牲畜的活动。——译者注

上的霉菌一样，寄生在他的头脑里。强壮的佩尔什马甚至再也感觉不到疼痛；脑子里反复思考着，他终将因为无法思考而不得不孤独地死去！

到了十月，少女离开了。奥内西姆足足过了几天才察觉拉斯卡的转变，他埋头捡拾自己内心的碎片，没能立刻发现母马已经肝胆俱裂。她站不住了。少女的离去似乎抽走了她的骨头。她跑不动了，得爬着走！她瘫在地上，像一摊四处流溢的泥浆！头直垂到前腿中间，走起路来一步一垮；蹄子每次抬起放下，都会刮到尖锐的石头。拉斯卡像是屈服了，毫无抵抗意识，她的背接纳了所有的骑手，无论什么体形和重量。她安静而顺服地被人们骑在身下，成了一台只会听命令的机器！她的腿不再舒展，脊柱不再挺直。几乎只按每个指令作动作。她载一些只会无情地用马刺[①]踢她的大人，也载一些只会死板地用鞭子抽她的小孩。人们尝试过补偿她，为此找来了几十个孩子，但丢失的亲密关系在她的心灵深处剜出一个空洞，没有一个笑容能够填补。奥内西姆明白，她

① 也叫靴刺，一种较短的尖状物或者带刺的轮，连在骑手的靴后根上，用来刺激马快跑。——译者注

和他一样疲倦又逃避。他意识到，她在追着一个永远不会得到答案的问题，飞奔不止。他感觉到她在剖自己的肚腹，想证明自己活该这样痛苦。他听得到她日日夜夜磨着牙嘶叫，说少女再也找不到比她更忠实的朋友了。

他还发现，对面的拉斯卡不停地在反省，一个劲儿想着自己是否犯了什么致命的错误，跳得太早了或太晚了，没有跳到合适的高度，或是踩翻了无论如何不能弄坏的栅栏。他能分辨出那些自责——要么是责怪自己跑得快了点，要么是责怪自己走得慢了些。他用眼、用心去观察拉斯卡，终于理解了自虐和自贱是怎样的折磨。自信有时如狂潮席卷而来，然后逐渐消失；自尊有时带来一阵震颤的反射，然后再度消失。奥内西姆目睹了这一切，像是把自己受伤的历程复习了一遍。

看着拉斯卡自我伤害，他明白了自己曾经加诸己身的酷刑。一味用劳作来弥补伤痛，长此以往，产生的误解或错觉会带来多大的损害，他也大致能够估量了。他有生以来第一次注意到，在看似无害的想法与难以忍受的情绪之间，竟然有这样的联系存在。原来，聪明的兽类也有被错觉误导以致摧毁自己的能力。有一点他看得很清楚了：认为拉斯卡对他的幸福而言不可或缺，这种想法足以把他拖进痛苦之中。

“对我来说，没有谁的存在是绝对必要的。”他想道，“没有必要因为笃信离了谁我就什么也不是，而让自己的能量白白消失。”他飞快地甩了几下头，好像很不赞同自己会有这样的想法。马鬃被抖得四下飘动——马经常用这个动作来清除脑子里反抗或起事的念头，奥内西姆曾经长期接受过诸如此类训练。自己竟然会这么想，他困惑极了，也难堪极了。

然而，一种仁慈的平静却淌进他的血液，并随着他的沉思蔓延至全身：“我曾经相信我的价值取决于拉斯卡对我表现出的兴趣。得不到她的注意，我以为我自己的人生就失控了；她不对我敞开心扉，我仿佛就一文不值了。”佩尔什马感到热泪滚过他的脸颊。“这些想法就像碎土的犁，或者松土的耙，会把大地弄得一团糟，但种子并不总能随之落进翻起的土壤里……”他温柔地把目光投向已经化为一片泥沼的拉斯卡。一股剧烈的战栗扫过他的身体。这匹高头大马随即明白，他身上的某种枷锁刚刚被解开了……他终于触及自己的真实，触及四肢百骸里铁箍似的孤独，他也终于第一次看到了真正的拉斯卡！她不再是臆想中的和被囚禁在期望中的她。他不再为了一己私欲把拉斯卡锁起来，奢望她能做到某件事，某件现在他明白只能靠自己去实现的事：成为他自己！他解放了她，从而解放了自己。不再为了引诱她而锁住自己的心，不再为被她渴望的内心需要而喘不过气。错觉和幻想的笼头被解下了，套上以现实为名的挽具，他拥有了坚实的自由！

他感觉到身上有了创造、成长和爱的空间；有了广阔的领域，广阔到足够让他从现实出发触摸拉斯卡的真实。拉斯卡永远不会替他建立身份，替他消除孤独，替他感受生命……接受了这些，他就掌握了保持自由的权力。他结束了关于被爱的自我斗争；他的眼罩[①]滑了下来，耳朵直直竖着，鼻孔不住地张开。他的灵魂睁开了眼，像小马驹刚离开母亲子宫时的肺那样颤个不停。被爱的需要崩塌了，引发了平静的连锁反应，他的视野重新打开了，灼眼的光照了进来。奥内西姆身上涌出一种最甜蜜也最苛刻的可能性：选择去爱！他长嘶一声，庆祝自己的五脏六腑终于得到休憩。突

① 出于遮挡部分视线、防止马匹分心等目的，有时会给马戴上眼罩。——译者注

然之间，内心的荒野似乎自己完成了耕耘。犁铧的主人自己翻起地来；梦寐以求的创造实现了！

在接下来的几周里，佩尔什马找回了适度的劳动节奏。他可以重新感受到这样的疲劳是何等高尚，又何等美妙。他不再把执行任务当作避难所或发泄口，而是习惯于借此运用他挖掘生命、绽放生命的能力。他发现，原来自我满足可以令他集中精神。现在，他能够对周围的世界产生兴趣了，能够去深入，去了解，去惊叹。不必再因为荒诞的愿望压抑自己的感受，而是充分而仔细地品尝燕麦、大麦和干草。

他的汗水滴在地上，渗进沙子里，大地发出簌簌声，向这甘霖般的气息致敬。作物根和穗齐声合奏，为它们与种子的活力、作物的热情之间的联系唱颂歌。但这些窸窸窣窣的证言并不能让他存有一分骄傲；他坦然地全盘接收，像记录下自己不断成长的生命历程。晚上收工后的疲劳不再沉沉地压着他，让他反复咀嚼自责的滋味。这疲劳伴随着一种满足，代表着他完成了一项有价值的工作，也确认了有价值的自己。

奥内西姆把越来越多的时间花在建立友谊上。马房的同伴们对他信任有加，向他倾吐秘密。他喜欢和同伴相聚在稻草和盐的气味中，一起体会分享和默契的快乐。彼此的呼吸声相闻，连沉默也是美妙的宁静。有时，马群出于团结会举行一些聚会，这样的团结已经悄悄地把全世界所有的马联系在了一起，不分老幼，都能让他们变得强壮。到了聚会的晚上，马棚里热热闹闹的。大家蜂拥而至，享受这种团结的氛围，又或者传递这种团结的精神。

佩尔什马与他的同胞们一道，为本物种的记忆所成就的奇迹而欢欣鼓舞；事实上，尽管人类的驯化使马群四散分离，但野生种群对其每一个成员的支持从未消失！奴役和征服完全无法打破血缘的纽带！夜晚的聚会还有让马群预防受伤的效果；即便真受了伤，集体的关照或动物之间的舒适温度也有助于伤口的愈合。

奥内西姆沉浸在一种抚慰的情绪当中，他曾因为远离自我、扼杀欲望而自我剥夺过这种抚慰。现在，他嗅着交流的味道，用心灵的智慧充实自己。他和一对来自西班牙的年轻情侣成了密友，每天躺在他们隔壁休息。

一次，马厩里开了一场名为“紧急”的特别会议。会上，那对情侣告诉他，在他自暴自弃的那段时间，大家都说他是主动把自己流放到所谓的“孤独的牧场”。那段时间，所有的马都担心极了。“马棚整夜整夜地充斥着不堪忍受的焦虑”，他们发出一种喑呜，以示叹息，“冷雾笼罩了我们的辩论和谈话。我们都在想办法，什么样的冲劲，什么样的推力，什么样的动作，能缓解你的抑郁，抚平你的伤损。”

奥内西姆感到震惊，因为他对此一无所知。西班牙小情侣解释说：“我们最后做出了最艰难的一个选择：让痛苦在你的内心继续发掘、开创，直到超出你容忍的极限。我们一致承诺，只有在你出现危及神智的初期征兆时，才能进行干预。要尽可能地不去破坏痛苦带给你的创造性。”

佩尔什马恍然大悟，原来大家一直关切地照顾着他，完成了最微妙的爱的牺牲：任对方自我伤害以获得成长……他闭了一会儿眼，陶醉在一种混合着感激和柔情的愉悦当中。他的脑海里闪过一连串令他的精神得到成长的画面，画面最后清晰地定格在无精打采的拉斯卡身上。

过去的阴影重新浮上心头，他不由得思考了一阵。然后，他转向新朋友们，用眼睛和鼻子发出询问。朋友们操着浓重的西班牙口音，热情地表示理解：“你可能想问，在拉斯卡的事情上，我们的努力怎么没有奏效……要知道，长久以来，我们的恐惧早已超出了限度，没办法再达成共识了。

它在我们的体内播种混乱，有时甚至在最亲密的关系中间制造敌意。拉斯卡是我们的朋友，虽然她正在遭受威胁，但我们相信她的理性，而且我们确实没有办法再一致讨论出何种态度最能帮助她了解自我和接纳现实。她似乎忍受不了痛苦的重压了。她的感官不再学习，所以变得迟钝。她的疲劳似乎超过了创造她自己的生活的欲望。建立身份的尝试没能成功，她的最后一点力量也消失了；因为她耗费了太多，不停地努力，想要获得承认、接纳和赞赏。最近，她把残余的精力集中在一个不受约束的方向上，一心接收拍打和其他爱的信号。她主动伸背去碰马鞍，以确认它的存在，那样子太可怜了，我们却只能被动地旁观。”

奥内西姆变得很专注。近来，他的眼睛不再盯着拉斯卡的悲剧。他不时给予的关注会加剧她自我需要的消解。他开始和她保持距离，但并不感到遗憾。他的良心被说服了，同意保持沉默，甚至放松下来，因为他确信拉斯卡一定能毫发无损地重生。

他几乎每天沉浸在完全独立所带来的喜悦里。仅有的烦恼是，某些腐臭的气味会令他感觉不快，有时会打破他的平静。但很快他就找到了摆脱这微小干扰的方法：他颇有些自鸣得意地想，都怪他的嗅觉太过灵敏。这样一来，这点烦恼也就无伤大雅了。唯一无法忽视的，只有他那叫嚣着不愿妥协的自主性了。正是因为这样，故事的后来才会让他感到沮丧。

这个悲哀的故事既是一场噩梦，却又十分荒谬。

其他马讲道：“拉斯卡一直试图去感受骑在她背上的男男女女的愿望。无论骑手是初学者还是老道的人，她都力图精准地把握他们的所思所想。她调动全身，为骑手服务，好让他们满意。她甚至试着调节侧腹的力量，以适应大腿和小腿的不同力度，保证无论是瘦的人，还是胖的人，都能骑得舒服。她一个劲儿猜测膝盖和脚跟的动作代表什么含义，还有人类对马专用的奇怪的话是什么意思——就是‘吁’‘驾’‘得儿，驾’之类的那些。她驮着骑手，想借此逃离被抛弃的想法；这样发展下去，她最终会自己抛弃自己。为了让选择她的人对她产生兴趣，下次再来骑她，她愿意做任何事情。我们甚至看过她跪在鞭子前面，仿佛是在乞求。也许她希望这样能让人立刻选中她，或者永远选择她！她不断地在这片伤心的牧场旁寻找自我，终于完全迷失了！她用疲倦来麻痹自己。有些穿白衣服的人来给她打针，打完以后，她摇晃得像匹木马；她原地晃了好几个小时，看起来魂不附体的，好像被丢弃的玩具。”

奥内西姆悲伤又沮丧，紧张地问：“这种时候不是可以进行干预了吗？”西班牙小情侣有些窘迫，答道：“我们试过了，靠近她呀，轻触她呀，但她都表现得很冷漠和自闭，全然一副失魂落魄样子！”

佩尔什马认得这种无动于衷的特征。他记得，啊，是的！他记得这种冷漠，但他的旧伤告诉他这种假性的冷漠的含义必定会大变。过去它可能代表骄傲，甚至些微的害羞，但现在，它意味着放弃，意味着孤独支配了意志。奥内西姆知道，啊，是的！他知道……

三匹米色的高头大马躺到西班牙小马们身旁，嚷嚷着要抢话说。于是观众们纷纷转向他们仨，只听他们说：“我们谨向你们宣布按照约定在皮库耶[①]和卡纳松[②]地区举行的闭门磋商会议的结果。召开长老理事会的提议获得了通过。”

---

① 皮库耶（Picouilles），虚构地名，原词为魁北克法语词汇，意思是“马”，通常指“瘦弱、老迈的母马”。——译者注

② 卡纳松（Canassons），虚构地名，原词的意思是“马”，口语中通常指“劣马”。——译者注

周围随即响起一阵赞同的低语。

奥内西姆没有说话。他不知道这种组织的存在的意义，并且怀疑它有什么用处。他脸上的皮毛因为惊讶和质疑皱成一团，三匹马见状，知道他的意图，便详细解释道："长老理事会有三匹母马和三匹公马，我们基本都是他们的子女、孙子女、曾孙子女。近一个世纪以来，他们一直在必要时接纳我们的痛苦和不安。他们在漫长的生命中掌握的只有孕育生命，再孕育生命，继续孕育生命。他们把一生献给了繁育、哺乳和唤醒本能，因此从生存中吸取了大量的经验和教训。通过分娩和启蒙的过程，他们已经可以掌握唯有爱才能穿透一切的奥秘。我们希望从他们的智慧中汲取我们所缺乏的灵感，看看是不是有哪些适宜的叫声或动作，能帮助拉斯卡。如果一切顺利，他们七天后就会到我们这里。"

奥内西姆不明白为什么要等这么久，为什么要花整整一个星期才能聚齐这群智慧的动物。三匹马解释道："每次接受邀请，这些顾问都要冒生命危险赴约。他们早就过了育龄，几乎不太出门，一直待在废弃的谷仓里，只有某些干活儿干腻了的马夫偷偷从那儿经过的时候才给他们喂食和刷洗。他们到了现在这把年纪，对人类已经没有利用价值了，之所以还能生存，都要归功于他们的温顺。为了确保离开谷仓期间不被发现，他们必须认真地做一番准备。”

奥内西姆点了下头表示同意，然后困惑地问道：“要怎么让他们知道我们需要他们的智慧呢？”他立刻得到了亲友般热情的解答：“啮齿类动物朋友们会去通知他们的；田鼠和鼹鼠轮流换班，不超过二十四小时就能把我们的请求传达给他们。”

佩尔什马仍然放心不下：“那万一这些大名鼎鼎的心灵导师拒绝我们怎么办？”他的语气有些冲。三匹马表现出平静和谅解的神情，像是在坦白自己是无能为力的游医。“他们从不拒绝”，他们的语气十分自信，“上一次经过我们的马厩时，他们用自己母亲的鬃毛发誓说，只有死亡才能阻断他们对我们的陪伴。”

奥内西姆安静下来。面对这样出路难寻的棘手情况，他在权衡着是该继续信任同胞，还是心存质疑。他承认，他对长老们的学问挺感兴趣。然而，还是有点忧惧，使他不敢抱以太高的期待。

他还是没忍住，问道：“在这难捱的等待中，我们该为拉斯卡做些什么？”

西班牙情侣回答："我们会照顾她，让她远离人类和他们手里的针头。我们就把她藏在队伍里，防止人类想起她，也防止她伤害自己……我们希望你能一起来，奥内西姆，你可以和马群里的其他成员一块儿用身体组成堡垒。"

高大的佩尔什马顿时觉得自己变得更高更壮了。他准备好了！平整过后的土地宁静地呼吸着，它刚刚经历了入冬前的最后一次耕耘。结束了勤恳劳作的奥内西姆终于可以脱掉马具，丢下犁铧，连同其他直到明年开春才用得上的物件，一并抛到脑后。秋收的丰饶足够过冬了。他可以和兄弟姐妹们一起散步，通过一个简单的动作，分享共同的心愿：希望拉斯卡能够康复。

整整一个星期过去了，大家都被这种马血所特有的温暖包裹着，共享着马与生俱来的治愈同伴的能力。奥内西姆正在学习给予。在肩颈和侧腹的相触中，他感受到一种力量，那是一群动物出于帮助某个同伴的共同心愿而团结在一起时所拥有的力量……他们轮流贴靠着拉斯卡，极尽所能地向她传达温柔和爱意。所有的马聚在一起，成群行动，仿佛一曲有形的忠诚礼赞。

有时，一些人会向马群投去充满疑惑的眼神，但冬天马上就要到了，他们有太多的活儿要做，因此往往也只是远远地看着，不会靠近。

日与夜静悄悄地流逝，马群没有遇到任何意外，那混杂着忧郁和欣慰的气氛，就像乳白的蒸汽一样，悬浮在草地上。

奥内西姆一直专心留意拉斯卡的行动，寸步不离。甚至晚上开会时，他迟到了。面对同伴一再的催促，他总回答不用等他。“我会跟上的”，他说，“我会跟上……”然后还是没有挪动一步。他的头一动不动，似乎满脑子都是金鬃母马化成的幽灵。

在夜空中的星星刚刚闪烁起来之时，一匹灰色的小母马走近他。她的声音很轻，但十分坚定：“今晚我全程负责照顾拉斯卡。你必须去开会，奥内西姆，他们在等你！”

佩尔什马犹豫了一下，心头涌上一丝希望，希望能让行尸走肉般的拉斯卡重新焕发生命的光彩，于是他转身向马厩走去。

他到达时门敞开着。六匹马排成一个半圆，站在两列栏位之间的小道正中央。他们的毛皮是黑色的，完美地融进了浓重的夜幕里。整间马厩没有一点光。佩尔什马只能看到它们的眼睛：十二颗绿曜石穿透了黑暗。

“过来，奥内西姆”，他听到一个声音，“就差你了。”一瞬间，他的血液僵住了。马房里是至美的赞歌，长老们唱到了慈悲篇。所有老朽木头的经络都随之振动，仿佛诗琴的琴弦。“你可以躺下，亲爱的朋友，我们要告诉你我们的决定。”六个声音一起响起，语速和气息完全相同，听不出一丝细微的差别。吟声幽深而平静，使听众陷入纯粹的冥想。句与句之间相连的曲调则表达了欢迎奥内西姆的诚意。

奥内西姆为自己所沐浴的场景而赞叹，他觉得自己像一个孩子。待到稍稍恢复清醒，他眉头高高耸起，惊讶地发现马群已做出了决定。长老们详细解释了情况：“田鼠和鼹鼠把整件事都告诉我们了，奥内西姆。我们在旅途中已经考虑清楚了。该做些什么，这些本质问题已经明朗了。我们认为，如果你能负起责任，参与进来，成功的机会还是很大的。就靠你了，奥内西姆。”

佩尔什马愣住了，有些恼火：“我？为什么是我？”

仁慈的赞歌继续响起：“因为你的内心也需要成长，奥内西姆……”

高大的公马惊讶得有点发懵，接着问：“这话是什么意思？我和拉斯卡受的苦八竿子打不着吧？我的内心成长怎么可能减轻她的痛苦？”

对方似乎早有准备：“完成你一直不敢开始做的事情，奥内西姆，去和拉斯卡相遇……”

佩尔什马表现得有些紧张；他蹬了下后腿：“可一个长久以来都无法接近的对象，要怎么才能和她相遇？她只对某一个对象敞开了内心世界，就那么一次，而那个天选之子来自驯化我们、利用我们的物种……”他的语速慢了下来，像是被赞歌触动了一般，补完后半句：“照顾我们、庇护我们、养活我们的物种……”他的声音变得忧郁：“自从那个陌生女孩离开以后，拉斯卡好像沉入了触不可及的深渊……”

长老的歌声变得轻缓，但那声音里的尊重没有折损一分一毫：“勇敢一点，释放你内心的声音，奥内西姆，然后你就能走到拉斯卡身边！”

佩尔什马感到内心的阴影再一次浮现。

他哭得像匹小马驹。

长老们的嗓音极为轻柔，维持着一种鲜活的柔情，让赞歌充满了生的气息。六匹马敏感地察觉出他的反应，于是将胸腔的共鸣合为一体。六双炽亮的眼睛一个接一个地吞没了盘旋在奥内西姆眼前的阴影："不要隐藏你的真实，奥内西姆，给它正名吧！只要简单地点明在你身上的生命的因子，就能赋予它以全部的价值！然后把你的真实呈现给拉斯卡，你就能撼动她，激活深埋在她体内的生命的因子……在她因为得到救赎而哭泣时，你会发现，生命只会不顾一切地召唤生命……永远不要忘记这一点！"

奥内西姆抽泣不止。赞歌担负起创造和疗愈的工作："承认你的兴趣和愿望，你将给予自己广阔的空间。我们常常听到麦子在微风中低声说：'以骄傲或恐惧之名被摘走的谷粒，终将重新回来，变成自由的种子……'"

他们停顿了一下，然后热切地咀嚼着每一个音，继续说："你经历过巨大的疲惫，奥内西姆。它之所以会产生，是因为你遏制住了自己最强烈的愿望：那就是无法压抑的爱的愿望……亲爱的朋友，让你的愿望得见天日吧！不要再被拒绝的恐惧束缚！去解放它吧！呼喊它，给它热血，让它活跃起来……"

歌声渐渐变得更响："通过让生命与生命相遇，你将学会在冷漠面前珍视生命，爱惜生命。通过让生命与生命相遇，你终将因为唯一的原因爱上生命：你会爱它，因为它来自真实的你，你会爱它，因为它就是你……”

佩尔什马没再开口，但长老们的吟咏还没有结束：“你没有充分地接触你的痛苦，奥内西姆……你忽略了一些很厚重的部分……你体内还有疼痛在沉眠，有悲伤被紧紧扼住，有苦楚被埋进心田，有欲望被深深压抑，当你不再避忌这些时，靠近拉斯卡的脚步就会变得轻盈。”

奥内西姆感觉记忆在抽搐，他由此明白，自己体内的盘曲虬结都铺开了……呼吸变得更深，悲伤变得更轻。他触摸到了蒙住心头的阴影，终于有机会把它们掀开了……

治愈的旋律还未停止。它通过刺激麻木的疼痛，唤醒抚慰的能量，鼓励成长：“你已经学到了很多，奥内西姆，而且今后你永远会不自觉地重新思考你学到的这些。得益于此，为了接近拉斯卡，你会汲取在生存和奋斗的过程中所创造的财富……这些财富将欣然地为你所用，因为成长也承载着最深刻的喜悦和最强烈的激情。在拉斯卡身边，你会发现，即使扮演了给予养分的奉献者角色，你也能收获疲惫带来的益处；这也是作为奉献者所享有的特权……”

“以后，你会用不同的眼光看待拉斯卡；你会意识到，当你不再把她当作征服的对象，你才会找到表达感情的机会。当你不再这般视她为不可或缺，才能更容易靠近她！”

随后的一阵沉默，有如圣歌一般善解人意。

佩尔什马细品一番老马的教导，体会着这成熟智慧和练达人情……理事会长老们的传音更细密地潜入他的意识：“不要落入自诩救世主、自认大英雄的陷阱！只有靠拉斯卡自己，才能摆脱那些令她自我埋葬的东西。不要重蹈人类的覆辙，奥内西姆，我们犯过的错已经够多了……你必须把激情变成纯粹的爱，帮助拉斯卡发现她真实的自己……去做她挞伐的战场，做她谦卑的战马。”

倏忽间，奥内西姆再看自己，觉得自己既不高大也不渺小，而仅仅是他本身。他重新感到力气是有用的，能量是宝贵的。他抛却自矜的顾忌，向拉斯卡靠近，只留有一颗赤裸的心和一片赤诚的爱！

循循善诱的赞歌到了末尾，慷慨地给予了最后的开导：“那些令你困扰的气味是从拉斯卡身上散发出来的，奥内西姆。每一个成长中的生命都会散发腐臭的气味。最近，你的身上也有这种味道；这就是为什么你的汗洒到地上，会让大地簌簌作响！现在，你身体的所有组织都正在产生大量的腐气。不要因为这种气味而担心，谁恐惧它代表的意义，谁才会受它所扰……”

长老们停顿了一下，然后坚定地说：“我们的帮助就到此为止了；我们所知的一切都已经尽数相告，亲爱的朋友……愿飞马[①]保佑你，奥内西姆！”

六匹老马同时闭上眼睛，马棚里瞬间只剩黑暗！佩尔什马听到他们起立，然后逐个离开。他们脚步很轻，像是在蹄上包了一层天鹅绒。当他们经过他身侧时，他感到友善而温暖的呼吸拂过他的皮毛。尽管精神极度兴奋，他的身体还是扛不住深沉的困意。马棚里的兄弟姐妹和朋友们也是一样，纷纷睡去。

黎明时分，他独自离开了老旧的马房。

马房里传来一阵杂乱的脚步声，其他的马想跟上他，但最终都没有跟上来。清晨的草场蒙着一层青蓝色的雾，奥内西姆感到笨拙而羞怯，于是在草丛里沉闷地奔跑起来。然

---

① 指北天星座中的飞马座或天马座，此处为作者虚构的马信仰的神。——译者注

后，他摆脱了这种沉重，大胆地放任肌肉的记忆主宰身体，做出重复过千万次的动作。他疯狂地跑了一场，每一步都踩在他对拉斯卡的兴趣之上。他满草场跑，小便了几次，也排解着内心的渴望。然后他兜着圈跑，越兜圈子越小，渐渐向拉斯卡的方向靠近。等到了她身边，他看见拉斯卡行尸走肉似的摇摇晃晃。什么都没有改变；除了鲜活的伤痛以外，一切仍无生机！

奥内西姆毫不动摇；这一次，骄傲没有让他束手束脚，被拒绝的恐惧没有让他就此退缩。“不会再迷失”，他喃喃自语道，究竟是怎样曲折的迷境困住了拉斯卡，让她如此蹒跚？他必须去寻找入口。主人们前一天出门了，他有几天的时间可以自由行动。于是他决定，找到她摇摆的节奏，加以效仿，好穿透她最后的屏障。他拿出平日里观察蜜蜂或蚂蚁时的专注劲头，悉心留意拉斯卡钟摆似的晃动。这时已是中午，他用左半边身体贴靠住母马的右半边，调动每一寸皮肤、每一个毛孔，热切地倾听藏在那波动之中的隐秘哀号。

奥内西姆伸头轻蹭拉斯卡的头颈。在他的认知里，有种东西和衰弱相背，和终末相反，那是近乎顽固的延续与重生的能力，它存在于所有生物的身上，执拗地把象征死亡的裹尸布撕个粉碎。他用全身去看、去听，想和这顽固的能力建立一种坚实的联系。他以生命的奥秘为向导，充分利用本能的力量，追根溯源，随之而行。他以灵魂的原始冲动为圣谕，无条件奉献出自己的身体，只为触及和唤醒拉斯卡干涸的胸腔中沉眠的生气。他知道，因为无法表达悲伤而精疲力竭，生命的因子正一边喧嚷一边骚动；他听到了，他在听！

在努力靠近的过程中，他注意到从拉斯卡身上散发出强烈的腐臭味道，于是明白，这些刺鼻的浓郁气息，意味着她没有丢失任何东西，绝对没有。当夜幕降临时，两匹马摇摇晃晃的样子已经如出一辙……

奥内西姆此前做出的承诺，解放了他的爱的欲望。这种欲望在他的骨髓里生长，就像果仁发了芽。他不再忽视，也不再否定。拜它所赐，他和拉斯卡腹内沉睡的力量靠得更近了些。整整数小时内，他一直在摇摆，每一根鬃毛都固执地晃动。就这样，他探索着母马封闭的内心世界，认出了一处熟悉的避难所，想到自己当初已踩上门槛，险些也躲入其中。但他终究没被它吞噬，所以看得到那给灵魂蒙上一层寒雾的冰冷。他猜，在忧伤和颓圮背后，一定有巨大的藩篱，保护着某种伤痕累累的感受，有宽阔的横沟，隔绝任何想潜入或者作怪的关注！出于爱，他主动摇晃自己，以便再度品尝孤立的滋味；出于爱，他主动摇晃自己，以便找出打破孤立的方法。

到了半夜，他意识到自己的决心和自信达到了顶点，于是说："你想自绝于某个人面前，或者让自己消失，所以你丢掉了哪怕最后一部分的自我存在，你曾经把它交托出去，和那个人心照神交……我明白，我就是从你身上理解这一点的！"

拉斯卡没有动弹，奥内西姆也没有！说到底，他本来也没有任何期待。他对现状很满足，只要自己存在着，真实、完整、独立、坚定地支持着自己；他明白，自己的血液中没有其他给予的方式！

他的心像去了嘴套，继续坦白道："我过去很仰慕你。我的眼睛从来没有离开过你！我做的每一个梦都是和你相识、相交。闲时的沉默，劳作的汗水，都记录下你的每一次颤抖。为了排解孤独，我迎你入梦；我试图让你对我产生兴趣，来抹去所有孤独的印记。然后，面对你的冷漠，我垮掉了。"

高大的公马停顿了一下，他被秋日最美的声音惊住了——就在刚才，一些野鸭和野鹅优雅地拍打着翅膀，在夜空中划出一个大大的弧形。他赞叹不已，不由得打了个响鼻。拉斯卡立刻做出了同样的举动。奥内西姆吃惊地转过头，然后并不意外地发现，她还在以同样的惯性摇晃着。他又打了个响鼻。母马虽然依旧在晃，但随即也又跟着他做了一次。奥内西姆顿感满意，觉得触及了生命的因子。他继续说："于是我开始拼命工作，直到耗干自己所有的精力和心神。我盲目地追求疲劳，让它拔除所有根茎，抽光所有水分，把我变成一片沙漠；当自我斗争时，就会产生这种疲劳。我有生以来第一次面对这样彻头彻尾的空虚。只有戴上鞍辔、肚带[1]和笼头，我才是活着的。人类让我干的所有活儿，成了我存在的唯一理由和目的。我体会不到任何感觉，除了人类不时给我的奖励：糖、胡萝卜，或者拍抚。我把奖励的数量或频率，作为评价和衡量自己的维度……我眼里的自己没有任何价值，完全不接受真实的自己！我只等着每天早晨人类来布置任务，让我在剩下的时间里有活着的感觉……"

---

① 马匹的护具，用于固定马鞍。——译者注

“之后，奇迹般地，你的痛苦启发了我！你不幸的崩溃和枯竭，使我明白我为什么会认为你不可或缺！”

奥内西姆又停了下来。他看到一群候鸟落下来，动作极其轻盈，就像一大团羽毛。它们小幅度地拍打着翅膀，纷纷伸头靠近拉斯卡的头颈。他心里软乎乎的，再一次打了个响鼻，随即听到拉斯卡以同样的方式抖了抖马鬃。然后，他突然想试试别的动作，看她会不会跟着做。他纵身一跃，跳进一块肥沃的田地里，就地打起滚来，沾得满身是粪便、灰尘和泥水。拉斯卡再度奉陪，并且表现得比他更用力。等到泥浆从耳朵到蹄子糊了她一身，她才站起身，毫不犹豫地重新开始自我保护式的摇摆。奥内西姆重新在拉斯卡的旁边站定，身体也开始来来回回地晃动。他捡起刚才的话头：“我曾经迷茫地指望你接受我，来决定我的存在或消失。但现在我懂了，能给我存在感的只有我自己……我们对确立自己的身份负全责，如果碰巧有哪个外人做了点贡献，那也只是提供了助力，真正起作用的是孤独所拥有的奇妙力量……”

奥内西姆似乎咽了口唾沫，像是防止被过于强烈的情绪呛到。他开心地发现，鸟儿们停在他和拉斯卡的周围。怀着一种美妙的喜悦，他加快了摇晃的频率。拉斯卡也跟着调整了节奏。他继续说："尽管有了这些宝贵的发现，我还是一度误入歧途了。我不再对你有任何指望，但也不再把你视作活物。其实要摆脱你很容易——只是清空脑海里马的身影，轻而易举，就像摆脱幽灵。然而，我这样做忽略了另一种神奇的力量，那就是差异的力量。我在蒙蔽自己，拉斯卡，自欺欺人。这种力量是重要、巨大、无法回避的，但要拥有它，首先必须会区分自己。我还没完成这个过程。即使在当下这个时刻，它仍在继续……"

奥内西姆话音停住，站住不动了。拉斯卡先是继续加速摇摆了几次，然后仿佛被安静侵入内部一般，开始放慢速度。

于是奥内西姆才敢张口，继续说："没有区分，就不会有区别，因此只有完成了区分之后，差异的力量才会发挥作用……"他把每个音节都发得清清楚楚，继续说道，"这是一种不可抗拒的力量，它让大家紧紧靠在一起，并肩而行！"

拉斯卡完全不动了。她看起来非常专注。奥内西姆发现了这一点，补充说："如果我们没有先确认个体的特性，就聚在一起，那么自然会不可避免地经历疲惫……因为关系破裂之后，做再多努力，最多也只能驱散阴影。无论是谁，但凡从未尝试确认自己的独特之处，大约都会有这种反应……”

高大的公马深吸一口气，总结道：“你和那个人类少女的关系就是这样，拉斯卡。在你还不知道自己是谁的时候，你就给了她权力，允许她把你变成她想要的样子。你还没找准自己的定位，就在她那里迷失了……”

在一段仿佛没有尽头的长久沉默之后，拉斯卡转向奥内西姆，开了口：“我需要自己待一阵，奥内西姆。你可以去告诉我们的同伴；等我觉得准备好了，就马上去找你们……”

回到马厩之后，奥内西姆高兴得直战栗，开始准备盛大的庆祝活动。他拿出了粗切燕麦[①]和最干燥的小米。西班牙情侣则告诉他：“我们正在准备一个很有西班牙风格的惊喜！”

奥内西姆时不时把鼻尖探出马棚，从那里可以看到沉思的拉斯卡，还有她身边围绕着的野鸭和野鹅。鸟儿们看起来

① 加工程序最少的一种燕麦。——译者注

也很高兴，似乎是在这片土地上找到了合适的食物。

奥内西姆整夜都没有合眼。他聆听着深秋最后的喧嚣，希望分辨出拉斯卡走近的脚步声。每天晚上，他都精心打理一番——梳理鬃毛，清洁马蹄——然后守在门缝边，等待母马的归来。

一周后的黄昏，他终于看到拉斯卡朝他走来的身影，却眼看着她陡然转向，像飞箭一般奔向人类的房屋。他眯起眼睛——最近几个月他的视力下降了——发现那位秀发和马鬃一样金黄的年轻女孩在激动地挥手。他甚至觉得可以分辨出昏暗的日暮中女孩肩膀的颤抖。耳边传来笑声，混杂着泣音。欢乐的气氛浸染了黑暗。他的心脏飞快地跳动了几下。

拉斯卡让女孩摸了自己很久。

奥内西姆忧心忡忡地躺在地上，闭上了眼睛。积蓄已久的泪水争先恐后地从他的面颊上滑落，就在这时，他听到地面的震动。他睁开眼，发现那个少女不见了，而拉斯卡正在接近他。当她走到他身边时，她微笑着说："我们进去吧，我想见见朋友们。"

庆祝活动十分隆重。整个晚上，西班牙小情侣一直在跳舞。他们时而面对面，时而肩并肩地旋转，随着马蹄铁猛击地面的节拍打着响鼻。田鼠和鼹鼠也受邀参会。这些小型啮齿类动物在舞池中穿梭，灵巧地避开舞者落地的腿。西班牙小马们表演的是被人类称为弗拉门戈的舞步，他们体贴地向所有听众讲述，是他们的祖先发明了这种舞蹈，比最早跳弗拉门戈舞的人类要早不知多少代。三匹米色马认真地想跳跳看，但到头来只是互相踩脚。

拉斯卡大快朵颐。她瘦了太多。黎明时分，她走近奥内西姆，头抵着他的侧腹，低声说："跟我到外面去，我有些话想对你说。"

走出马厩后，佩尔什马看见了一幅壮观的场景，野鸭和野鹅在房顶上空展翅飞翔，仿佛一片漂浮的白帆。拉斯卡哭了。她直视着奥内西姆的眼睛，温柔地说："我要走了，奥内西姆，去往我的'差异'召唤我前去的地方。野鸭们告诉我，在边界之外，还有成群的野马在高山、平原和山谷中自由地奔跑。我要去找他们，因为我身上有相同的血液和自由。我要和他们一起，继续寻找我的新生。你看，我很快乐，奥内西姆，打心底里地快乐……"佩尔什马低下了头。

"我要找到他们并不难，只要跟着鸟类朋友们走就行。他们会耐心地给我指路。我希望你能代我亲吻所有帮助过我的同伴，我自己去做还是太困难……用你最大的力气告诉他们，我爱他们！愿飞马保佑你，奥内西姆！”她金色的马鬃轻柔地蹭了蹭他，随后，母马踏着轻快的步子走远了，她的背影活力四射，焕如新生。

奥内西姆目送她离开，直到她的身影完全隐没在马蹄扬起的尘土中。他垂下耳朵，原地转了个圈，缓步走向马房。他听着野鹅的歌声消失在远方，这时，一股熟悉的气味激起了他的好奇心。他把潮湿的鼻子贴在竖起的毛发上，嗅了嗅，毫不意外地闻到了一股刺鼻的腐臭味。

当原始脑遇到精神分析师

“你花了不少时间！……”海龟对此无言以对！它那原始脑重新转动起来。它想逃走，想离开。即使在真正迈出诊疗室的第一步之后，它也可以这样做！门厅很窄。它必须先往前走，才能转身。它在找一个可以供它自由转向的空间，好回到来时经过的地方——入口也好，出口也罢，反正一样——180° 掉头。它对自己说：“这个壳真麻烦！”它想缩进壳里，这是一种古老的条件反射！好让别人看不见它，甚至察觉不到它的存在，然而治疗师就在那里，在它面前几步之遥的地方……

这时，它发现一只鹦鹉停在他的肩上：“你花了不少时间……你花了不少时间……你花了不少时间……”是鹦鹉在学舌。

原始脑于是做出假设："除非这专家会腹语！"它在考虑这种可能性；当海龟感到受辱时，它那爬行动物的大脑常常会设想各种可能性。

治疗师一根手指指着鹦鹉，插了句话："我从分手的人类夫妇手里回收它们。我一般在他们为鸟该归谁争吵不休的时候登场。或者稍微晚点儿……这种时候就是战略机遇期！"

海龟一见到专家就十分迷乱！它呆滞地僵在外壳中间，即腹甲和背甲之间，心想：奇怪，这位专家和当初介绍它来这里的精神分析师看起来一模一样！他们是双胞胎兄弟吗？还是同一个人？

海龟很困惑：这算是欺诈吗？还是某种治疗手段？又或者是在耍我？我本来理解……他想让我更混乱？

它打算问问他……

但专家没有给它机会，继续说："一位女士咨询了一名厉害的律师，然后获得了'我的宝宝'的监护权——它就叫这个名字（他一直指着海龟肩上的鹦鹉）；各项费用加起来，花了几千欧元。她说她很依恋她的鸟，还发誓说，没有她的'白痴丈夫'，她能过得很好，但没有她的鹦鹉就不行。'比起又老又皱的人皮，羽毛讨我喜欢多了。’她这么说！”

“几个月后，她受不了‘我的宝宝’了。因为它从早到晚不停重复她前夫的话。早晨从浴室出来：‘你花了不少时间……’当她喝完浓缩咖啡：‘你花了不少时间……’晚上下班回来：‘你花了不少时间……’准备出门去剧院：‘你花了不少时间……’当她上床睡觉的时候，也没办法阻止鹦鹉不知疲倦地重复这句话。它一边鸣叫，一边不停地说：‘你花了不少时间……’直到深夜。女士疲倦又缺觉，认定这是鹦鹉和丈夫的阴谋。她终于给我打电话，她要把鸟给我。她把鹦鹉带来的那天，鹦鹉看着她，向她告别：‘你花了不少时间……’它现在是我的治疗工具之一了！”

海龟对这位女士非常同情。它想知道她是怎么应付她的丈夫的。它甚至开了句玩笑说：“可真是福兮祸之所伏[①]……”说完又不太自信，立刻问治疗师：“你听懂我的笑话了吗？”

治疗师笑不出来，只是又重复说：“我一直在等你。你

① 原文使用了一个文字游戏，即“丈夫（époux）”+“门扇（vantail）”=“稻草人；骇人的东西（épouvantail）”。——译者注

花了不少时间！”

海龟觉得自己疯了，爬行动物的大脑擅长这样。它一直不知道说啥，只好问了一句：“你听说过我的事？”

治疗师不假思索地问：“这样会让你开心吗？”

海龟不喜欢这个问题，它觉得很尴尬，像一种恶劣的暗示，甚至挑衅。

它脑子里乱糟糟的，仿佛又变得四脚朝天不能翻身了。它开始像那只鹦鹉似的重复某些事，因为它被激怒了：“这该死的爬行动物脑科的专家是从哪儿来的？他怎么这么嚣张？他想干什么？”它甚至忘了他和精神分析师长得一模一样。它太生气了，以至于连这件显而易见的事都抛到脑后了。它想不起再去问：“你们是一个人吗？”它的脑袋气得缩成一个球。全身都写着怒意——它恼怒到皮肤都皱起来了。

专家提醒它：“你看起来有点生气[①]……”

---

① 原文使用了一个双关语，froissé既有“皱巴巴的”之意，也能引申为“生气的”。治疗师的这句话被海龟误解成了“你看起来皱巴巴的”。——译者注

爬行动物的大脑以一种等不及数到二的气势（当然它本身也不会数数）立刻抛出一句：“得亏你还能注意到自己的话让我皮肤都皱起来了呀，大医生！”

哇，听听这话！

专家的语气仿佛在宣布什么好消息似的，回答说：“能这么回复我，说明你那爬行动物的大脑运转得很好，甚至可以说非常快。我们刚刚证明了这一点。你最大的问题就出在这里。事实上，你的问题不是‘不够快’，而是‘太快’！”

海龟很困惑。它从来没想到会听到这样的评价。

专家继续说道：“你还没意识到自己经常这样，所以总是在陷阱里越陷越深，无法摆脱。”

海龟一度觉得舌头像被猫叼走了似地说不出话，但看看周围，一只猫也没有。因此，它不得不坦言自己的不解：“我没明白！”

于是，治疗师出了另一个谜语：“为了让你那爬行动物的大脑，也就是原始脑休息一下，请听另一个谜题……”

海龟已经累了！

“谜题这东西跟海龟八竿子打不着。”海龟道，它还没听题就累得不想动脑子，坚信自己解答不出来（即使这个信念刚才被一扇橄榄木门动摇过）。

专家提醒它："如果你想活过一百岁，那还是听听为好。"

海龟被说动了。它又开始思考两位治疗师是不是同一个人。

"谜题如下：解决你所有问题的办法，在于解答一个问题：'我那爬行动物的大脑在保护什么？'"

他顿了一下。

然后，他露出一种略带怒气的神情，继续说："以防我们在这里拖一整夜，我加一个提示：要从'我的宝宝'的方面思考，因为你要的解决办法在它身上！"

海龟观察着鹦鹉。它在等鹦鹉说话，可后者什么也没说。一个字都没说！它甚至不看海龟，表现出绝对的冷漠。

面对这种沉默，突然间，海龟有了一个巨大的发现：它发现这是一只鹦鹉！不是虎鲸，不是鲨鱼，而是鹦鹉！鹦鹉停在治疗师的肩膀上，跟个摆设差不多！

它突然感到一种令它吃惊的幸福、某种形式的自由（或正在形成的自由）：它那爬行动物的大脑——它的身体的保镖——不再产生像遭受威胁一般的反应了！它突然明白，它身上没有任何东西受到威胁。一只鹦鹉尤其威胁不到它！

“我身上没有任何东西在受威胁！”它自言自语，重复了几遍……

在这期间一直都在打理羽毛的鹦鹉，此时终于把头转向海龟，依然重复那句话：“你花了不少时间！……”

写给左脑的话

如果面前有一只鹦鹉，我们通常期待它说点什么，对吧？我们甚至会试着逗它说话。有时，我们会把公鸡打鸣“喔喔喔”和人类的语言“喔，我的宝宝[①]”混着说，只为听听鹦鹉的“声音”。我们还会希望——别告诉我你没有过——成为能让鹦鹉开金口的人。也许你从来没有和鹦鹉共处一室，哪怕一小会儿，这种情况下，你可能会把这种期待寄托于另一个生物。比如，为了逗孩子笑，可以“咯吱咯吱

① 法语中公鸡啼鸣声“喔喔喔（Cocorico）”和爱称“我的宝宝（mon coco）”有相同音节。——译者注

咯吱……”挠痒痒，可以学猫“呼噜呼噜”叫，可以学狗吐舌头。谁知道我们当中会不会有些人偷偷地希望获得金鱼的关注呢！

我们花了生命中很大的一部分时间去期待。之所以会产生这种期待，是因为我们有被关注的需要！“关注 = 生存”，这一古老的联想现在仍然活跃于我们记忆的深处，并且不断地令我们产生恐惧，要么害怕得不到关注，要么害怕失去本该获得的关注。

我们很早就接受了一种信念，即为了生存，必须被爱。这在神经学中几乎是一个教条。我们体内很早就产生了一个监视系统，类似某种生物雷达站，以检测可能对我们产生兴趣的潜在来源。于是，期待就随之出现。渐渐地，还会产生幻想；各种各样的场景。颅脑变成了一个巨大的舞台，上演着我们想象出来的无数戏剧，而我们总是主角。在童年的故事里，迷人的王子或公主是永恒的代表。我们认为我们在给予爱，然而我们只是陷入爱的状态（即一种因为内分泌系统分泌强效兴奋物质导致的状态）。我们还没学会区分“爱”（我们的权力所在）和“被爱”（我们的依赖所在），就想把它们混为一谈。

当然，爬行动物的大脑永远想不了那么远。它会去评估那些最有可能使本物种永久延续的性状（肌肉最发达或者曲线最漂亮）。我们是原始的，有依赖性的。我们的所有进化都在于意识到这一点，走向文明和自主。在《两匹马的失恋与暗恋》中，奥内西姆和拉斯卡就踏上了这段旅程。（海龟也是，没错吧？）奥内西姆："我曾经相信我的价值取决于拉斯卡对我表现出的兴趣。得不到她的注意，我以为我自己的人生就失控了；她不对我敞开心扉，我仿佛就一文不值了。"更进一步："他解放了她，从而解放了自己。不再为了引诱她而锁住自己的心，不再为被她渴望的内心需要而喘不过气。错觉和幻想的笼头被解下了，套上以现实为名的挽具，他拥有了坚实的自由！"

我们把自由（充分利用我们的资源）与依恋（屈从于他人的资源）搞混了。让他人对自己产生兴趣的最有效方式是让自己感兴趣。正是对他人的兴趣——这里指的是真正的兴趣，而非需求或期待——才激起了他人对我们的兴趣。即使是处于极端物理依赖状态（退行性疾病）的人，对于负责照顾他们的人而言，仍然代表着某种优质的存在。正是他们自身存在的质量，让他们能够获得他人的兴趣！

当然，欲望是生命的一种表现。生命寻求以无数种形式彼此交往，变得多样。在这一点上，我们也像海龟一样存在困惑！我们还在混淆欲望和爱："我爱他（或她），我爱他（或她），我爱他（或她）……"大部分情况下应该被翻译为："我想要他（或她）！"（重复三遍！）因为在这个阶段，还没有真正的爱的表现，或者表现还太少。

如果自我意识会说话，我们会听到："我想要他（或她）的注意，我想要他（或她）的注意，我想要他（或她）的注意……"欲望是一种巨大的生命能量，它承载着生命。但它也可能成为一个问题，尤其是当它阻碍意识的拓展时，或者当它被视为生命的成就，而非生命的表现时。

许多青少年经常陷入这个误区。欲望和被爱的需要构成一个组合，年轻女性被那些玩弄这种爆炸性组合的人所操纵。为了持续得到操纵者的关注，一些女孩甚至走上出卖身体的道路。她们以为自己在享受爱，在施予爱！除了性诱惑力，她们对自己所拥有的资源知之甚少。

自我意识胜过了存在："我很特别，人们对我感兴趣！我之所以存在，是因为人们对我产生欲望！"这种情况下，自我意识覆盖了存在本身，然而，只有存在本身才拥有爱的智慧和产生真正的联系的可能。

斯科特·派克提出的区分——“必须先构建身份认知，然后才能超越它。必须先存在，然后才能迷失”——与发现这种存在是紧密相关的。在他人的快乐中迷失可能带来某种意义上的快乐，但在沉溺于这种快乐之前，最重要的是要发现自己爱的能力。这就是奥内西姆和拉斯卡谈话时所指的差异：“然而，我这样做忽略了另一种神奇的力量，那就是差异的力量。我在蒙蔽自己，拉斯卡，自欺欺人。这种力量是重要、巨大、无法回避的，但要拥有它，首先必须会区分自己。”这就是说，要意识到，让自己摆脱被爱的需要，能够让生命得以重新自由地流动——而依恋代表着阻塞。

奥内西姆迎接、观察自己的痛苦，重新获取了他曾失去的资源，从而理解了这一点：“他感觉到身上有了创造、成长和爱的空间；有了广阔的领域，广阔到足够让他从现实出发触摸拉斯卡的真实。拉斯卡永远不会替他建立身份，替他消除孤独，替他感受生命……接受了这些，他就掌握了保持自由的权力。他结束了关于被爱的自我斗争。”

人类的生存依赖于三大类原始的反应：恐惧（逃跑）、攻击（斗争）和欲望（繁殖）。它们至今仍然是与自我相关的一系列情感的基础：最典型的例子是羡慕、嫉妒和轻蔑。所以，欢迎感受羡慕、嫉妒和轻蔑，以便彻底弄明白，这些都是极其原始的反应，与自我对于消失（失去价值、毁灭、瓦解）的恐惧相关。关注能够令自我意识产生存在感，而一旦失去关注，自然就会出现这种恐惧：

——嫉妒："别人比我更有魅力，肯定是因为他的兰博基尼和他那张酷似布拉德·皮特的脸！这就是为什么我老婆会对他感兴趣！而我呢，我就只有一辆老爷车和一张长得像青蛙的脸，我能有什么价值？如果她离开我，我还怎么能引起别人的兴趣呢？我后半辈子注定要看人冷脸！"

——羡慕："邻居们拥有我永远得不到的东西：美丽、金钱、名声和珍藏的威士忌。没有这些特质，我永远都是个可怜虫，我的生命将是一个巨大的失败。尤其是如果我到死都尝不到那些威士忌的话！"

——轻蔑："那个浑蛋偷了我的创意，现在他凭借这些获得了认可，而我呢，什么都没有！可怜的浑蛋，诚实的人，见鬼的诚实！"

这些句子也可以成为通向真正的自由的大门：所谓真正的自由，即以上这些词不再引发生物、生化、生理上的剧变

（也叫痛苦），我们能在第一时间理解它的机制。这些句子在头脑中出现，会引起一些不适的反应，如果达到了真正的自由，我们就会条件反射性地开始观察这些句子的出现与其不良反应之间的联系。

“欢迎来到人间！”

请像重复祷文一样重复它……好让这句话成为观察爬行动物大脑运作的关键……尽管是出于善意，但这个原始的区域试图维护的是某种形象！然后你就会意识到——清清楚楚地意识到——整个身体进入到战斗状态或逃跑状态，无非是为了维护形象的应激反应；仅仅是形象罢了，而不是生命！

请带着善意重复：欢迎怀抱期待和依恋，以便揪出刻在记忆中的神经性错误（也欢迎神经性错误的出现）：如果我不被爱＝我会死！这个神经性错误的起源是我们听过的许多故事，这些故事给我们留下了无数诱导性的影响：

“终于，王子吻了她！经过一百年的沉睡！……百年的期待！从此以后他们过着幸福的生活，并养育了许多孩子……”

所以，你可以拍腿大笑，愉快地嘲笑自己的自我意识了！我们也可以告诉世界上的所有浑蛋，我们已经看穿了他

们的小把戏！告诉他们最好发展自己的创造力，而不是窃取别人的想法。（这是一个玩笑）

请带着善意重复：欢迎怀抱期待和依恋，以便揪出刻在记忆中的神经性错误：如果我不被爱=我会死！

完美主义的陷阱

“如果……才会……不然”，不真实的假设，不加区别地在两件事情之间建立联系，陷入完美主义的无底深渊……如果你也是这样，请回到存在的世界，看见自己，走出剧情。

讲给右脑的故事：最完美的那一个

在一个美丽的秋夜，一只猫头鹰正在寻找栖身之所，它环游归来，想让疲惫的翅膀好好休息一下。明亮的月光打在它疲弱的躯体上，它那身银色的羽毛让脚下的森林有了光亮。它的飞行十分平稳，显示出它的安宁和耐心。

突然，它被一个奇怪的声音吸引，开始观察林中的这一片小空地；只有一阵声响，无法使它联想到任何已知的事物，无论是外表、气味，还是感觉，都是陌生的。它开始清点自己的潜意识中记录的各种声音，叫喊声、吟唱声、咕哝声、沙沙声或流水声……没有任何一个能与自己熟悉的声音对得上。啄木鸟已经抛弃了这里干硬的树皮，转而投奔拥有柔软表皮的热带森林了。土拨鼠在窝里酣睡，偶尔轻轻地打几声呼噜。松鼠摇摇晃晃，昏昏欲睡，嘴里含着榛果，两腮高高地鼓着。总之，它所知道的一切都无法解释那打破宁静的夜的奇怪声音究竟是什么。

它悄悄地接近这异常现象的来源，然后看到了几块粗糙地钉在一起的板子。在猫头鹰丰富的探索经历中，它看过无数的房屋、茅舍和城堡。它曾无数次降落在大城市的塔楼上，监狱高墙的岗亭上、港口的灯塔上、冰原的雪屋上；然而，它从没见过如此不稳定的建筑结构。那声音从这简陋小屋的孔洞中钻出来，逐渐进入了猫头鹰的意识。那是一种无规律、无逻辑的摩擦声。在这座小屋勉强可称作房顶的木板上，布满了各种大洞，猫头鹰落在其中一个洞的边上，小心翼翼地倾身凝视里面的情形。它的眼睑像个鼓槌一样眨个不停。它简直不敢相信自己那巨大的双眼所看见的。在充当地板的几片板子上，一个难以形容的东西正忙碌着。很难说那个东西是在滑行、爬行还是擦着地面走，因为它的运动路线看起来很难理解。它从一个水坑到另一个水坑——小屋里到处是水坑！它先是缩成一团，打破漂浮在水洼表面上的冰壳，然后用力地从上面滑过，一刻也不停歇。这费力的绕场运动似乎永无休止。猫头鹰轻轻地叫道："对不起，我能和你谈谈吗？"

那东西惊跳了一下，颤抖着，僵硬且艰难地躲进一个黑暗的角落，猫头鹰还是能看到它吓得哆嗦的身影。

"不要害怕"，猫头鹰说，"我不会伤害你。我原本只是从这片静谧的森林上空飞掠而过，然后听到了你发出的声音，这让我很好奇。求你了，我几个月没聊天了，告诉我：你是谁？"

那东西看起来依然很警惕，它慢慢地恢复原来的形状，声音流泻出来："我是一块海绵，所有海绵中最好的、最伟大的一块。"

猫头鹰屏住呼吸。猫头鹰曾跟着大公爵们游历南部海域，在那趟难忘的旅程中，它见过很多次粉红色和蓝色的海绵，可眼前这东西的形状有些恶心，和那些奢华的海绵一点儿也不像。猫头鹰突然扇动翅膀，飞了一段距离，说："你好像很忙。虽然我飞越过五湖四海，但我从没遇到过像你一样忙碌的海绵。你在做什么？"

海绵将身躯从阴影里探出来一点，局促不安地带着哭腔说："你是说，你见过别的海绵，它们长什么样？它们在做什么？”

猫头鹰生出一股同情，察觉到这个问题对勤劳的海绵很重要。它用一种伤感的曲调唱道：“它们有白色的、粉红色的和蓝色的，也有松石绿色和紫红色。它们待在波浪或岩洞中，要么喝水，要么睡觉，要么呼吸，别的什么也不做。”

猫头鹰转动巨大的眼睛，看向海绵，发现这位谈话对象又开始了它那些无意义的动作。

“那些海绵肯定没有机会像我一样遇到特别好的小主人”，海绵说，“要不是主人们给我指明了方向，我现在肯定什么都不是。”

猫头鹰很好奇，正想询问它的小主人是谁，但被海绵阻止了。海绵停了一会儿，从全身的孔隙里挤出水来：“我从来没有看过自己的样子。告诉我，我是绿色还是蓝色，粉色还是紫色？”

猫头鹰假装梳理翘起的羽毛，发出几声不自然的轻咳。它看得出，眼前的提问者状态十分糟糕。脱色、磨损、发霉，虽然作为海绵是应该湿漉漉的，但它的身体里吐出的是泥沙和苔藓，周身开裂，还散发着可怕的臭气。

猫头鹰很尴尬，腼腆地垂下巨大的眼皮，叹了口气：

“你的颜色比较特殊，在我飞过的水域里，还没有出现过这样的色调。”

海绵摇摆着，看起来很高兴，但猫头鹰的心像灌了铅一样沉重。它看见了海绵孤独的世界，心因为悲伤而一阵紧缩。

海绵从不牢固的木板里走出来，连续几次在半冰冻的树叶构成的地毯上猛烈地收缩。这项工作似乎需要它付出巨大的努力。

猫头鹰惊讶地问：“你在干什么？”

海绵收缩得越来越慢，突然答道：“我在试着把水排干。为了迎接小主人们的回归，我得让圣殿保持干燥。”

猫头鹰冒昧地问：“不过，你说的小主人们是谁？为什么你要让一些陈旧又腐烂的木板保持干燥？”

海绵停下工作，然后非常缓慢地表达着它的愤怒：“这些木板既不陈旧，也没腐烂。它们是小主人们的宫殿的地基。它们牢固又坚硬，就是因为有我一直在小心地保养。我的小主人们会以我为荣的！”

猫头鹰重复了一遍它的问题：“可你的小主人们是谁？”

海绵平息了怒火，用怀念的语气说道：“有三个人，小女巫玛丽安娜、小魔术师埃米莉和小侍臣亚历山大。他们带我来这里工作的时候，周围的树还只是些不起眼的低矮灌木。他们一起努力建造了这座城堡。他们经常说这是世界上最漂亮的家。‘必须保持干燥’，他们每天强调，‘它要撑上几百年几千年！’每个夏天的午后，他们回到城堡都嚷着这些话。可到了九月的雨季，他们就走了，再也没有回来过。”

“于是，我决定，什么都不能阻拦我。我会尽我的职责，成为世界上最好的海绵。我就是这样做的。没有其他海绵能取得这样的成就。二十年来，我一直让自己保持潮湿，我很顽强。每年冬天我都会变硬、开裂，但春天一来，我又会解冻，并吸收融化的雪水。秋天带来连绵数周的阴雨；到那时，我就会把地上的所有东西吸干净，泥沙、黏土……我希望一切都保持干燥，随时迎接三个小主人的回归。他们会认出我，用令人羡慕的爱奖励我。他们会让我成为最富有、最美丽的海绵，我会成为海绵中的女皇……”

听了这些，猫头鹰心像打了结。

海绵继续张开它身上的孔，在腐烂的木板上滑动。它吸饱了水分，再也吸不进哪怕一滴水了。它越滑，吸得越少。

在那勉强充当地板的木头上，它不停地从一端向另一端移动，身后拖着同样的水洼。那样子看起来像一只摇摇晃晃的蜗牛。

猫头鹰正打算开口时，又听到海绵推心置腹的坦白：“但我越来越累。冬天让我濒临崩溃。我身体里贮存的水分一旦凝固，就会让我万分痛苦。秋天的酸雨又会腐蚀我，让我筋疲力尽。春天还会涨水，惹得我很气愤、烦躁。我真的太累了。不过，我仍然相信，工作能带给我平静和感恩。”

猫头鹰的情感和它的羽毛一样丰满，它说：“要是你继续这样疯狂地工作，你会完全崩溃的。你的身体会一片一片地粘在这些腐朽的木板上。你再努力，也无法阻止小屋倒塌。雨雪会弄碎你的身躯，你最后会被来自四面八方的风吹散。”

猫头鹰被海绵的深情打动了，于是饱含尊敬地说：“让我来帮你吧。”

海绵似乎更重了。猫头鹰很受触动，它明白，海绵体内的水和外面的一样多。海绵抽泣起来，颤颤巍巍地放慢了那怪异行为的节奏。

海绵说：“别管我，我会自己解决的！这座宫殿永远不会塌，我会用我的劳动和意志支撑它。我的小主人们会回来的，他们会亲吻我，把我放在肩上。我会被尊为伟大的海绵，海绵之王！”

猫头鹰说：“但以你的情况，你甚至无法吸纳小主人们的眼泪。你最好能了解真相：他们不会再回来了。他们现在变得很不一样了，无论女巫、魔术师，还是侍臣，你都认不出来了。”

海绵愣愣地停住不动了。它不再抽噎，话中带着一丝不确信的希望，问道：“你认识他们？”

猫头鹰不假思索地回答：“不，但我确定他们都变了！”

“为什么会变？”海绵热切地问。

“我在一个陈旧的谷仓里住过很久，有时会有些人类的小孩在那儿睡觉”，猫头鹰平静地说，“我知道那些小巫婆、小魔术师和小侍臣是如何长大的。他们长大以后，就全变了：变成律师、医生和议员……除了少数几个诗人或疯子以外。他们会彻底忘记曾经在魔法森林里将一件伟大的任务交给一块海绵。”

海绵被吓呆了。它张大身上的孔，喃喃地说：“我的小主人们不会来了。我彻底不被认可，不被赐予令人羡慕的爱了。我永远也做不了伟大的海绵了……”

猫头鹰满腔柔情地说：“在一个难以忘怀的夜晚，我了解到没有一只猫头鹰能比其他同类更伟大。在我刚刚学会独自飞行的时候，我很幸运地遇到了一只绕地球飞过119圈的老猫头鹰。每个明月高悬的晚上，它都会重复说：‘没有非凡的猫头鹰，也没有平凡的猫头鹰。’它会用清脆而热烈的嗓音唱一首歌，说所有猫头鹰的价值都相同，大家都是鲜活的。”

海绵又啜泣起来，问道：“你能为我做什么？”

猫头鹰充满自信又不失体贴地说：“我可以帮你从不同的角度看待事物。毕竟我有一双猫头鹰特有的大眼睛。但是首先要获得你的同意。”

“不同的角度？我能看到什么？”海绵十分怀疑。

猫头鹰目光上移，看向挂着星星的地平线，说道：“城堡、宫殿、小主人、成为一块伟大海绵的需要，以及你在朽木上拖了那么久的所有东西。”

海绵在原地转了几圈，声音有些细弱：“你为什么想帮助我？”

“因为我对你很感兴趣。”猫头鹰撇撇嘴，微笑着说。

海绵像一只受伤却仍有求生欲的小兽一样直起身来，慢慢地说：“我接受。”

猫头鹰自信地一跃，从高处落下，轻而易举地从一个大的洞口滑进来，身后是流泻的月光。海绵呆住了。猫头鹰翅膀强有力的拍打带进来一些温热的空气，让海绵感受到一种新鲜的柔情。它能感觉到身体的表面变干了。现在，张开的孔能够分辨出轻抚和摩擦。它发现了变轻盈的好处，然而，当猫头鹰靠过来即将触碰它时，一阵可怕的战栗传遍了它全身。

“你的爪子好尖”，海绵大叫，“你会弄伤我的！”

“别担心”，猫头鹰说，“你只需要做一块海绵，你不会感觉到任何疼痛。”

“做一块海绵……”它低声说。

因为海绵的纤维易碎，所以猫头鹰小心地合拢爪子，轻轻地触碰，没有对海绵造成任何损伤。当感觉到水从海绵的孔洞里流出时，它松了一下力气，再度轻轻收紧，只见有大量的苔藓、泥沙从海绵里流出。

猫头鹰重复了几次动作。

“做一块海绵，只是一块海绵”，海绵平静地小声念叨，“没有哪个海绵比别的海绵更伟大或更平凡，有的只是鲜活的生命……”

猫头鹰拍打几下翅膀，重新飞回洒满月光的高处树枝上。它体会到互帮互助带来的幸福。

海绵也满腹欢欣，它平静地唱着：“做一块海绵，只是一块海绵……”

当原始脑遇到精神分析师

爬行动物脑科专家对海龟说："你似乎已经开始慢下来了！"然后他大笑起来！他又转向鹦鹉："你注意到了吗，'我的宝宝'？海龟慢下来了……"

鹦鹉也笑了起来，它重复道："嗨，嗨，嗨！……嗨，嗨，嗨！……嗨，嗨，嗨！……"

海龟原本感觉良好，可听了这番笑言，就再也不这么觉得了！只过了一秒钟——对它而言，这已经相当短了，它就失去了好心情。它不知道这有什么好笑的。它从来没有觉得自己好笑。

它最常有的心态是怀疑，特别是涉及它的智力、外貌和幽默感等方面的时候。每次它开了个玩笑，紧接着就解释一番，以确保对方能听懂，尤其是在没有一个人笑出来的时候。但这次，它没开玩笑。它开始想自己是不是一个笑话。这可让它笑不出来。

它感到痛苦和愤怒，又开始问自己那个令它恼火的问题："这个治疗师和精神分析师是一个人吗？不过无论如何，这两个人哪个都不讨人喜欢。万一他们俩真是同一个人，那只会招人烦。虽然还不知道怎么确认他俩的身份，但总有一天，我会知道他们是两个人还是一个人。"

专家继续说："不过海龟在进步啊！你同意吗，'我的宝宝'？"

鹦鹉正在抓跳蚤，并没有搭话。

海龟像虎视眈眈的猎犬一般抓住机会，指着鹦鹉说："它可能从没听到过旧主人问他老婆是否同意！所以它从没听到过答案！"这就是海龟的思考。

即时思考！海龟被一种极大的满足感填满。它甚至扬起头，向周围人，也就是治疗师和鹦鹉，展示它的骄傲。它不敢相信自己能思考得这么快。爬行动物的大脑在它的推理中加入了一些对鹦鹉前主人的轻蔑——尽管它并不认识那个人。应该说，爬行动物的大脑知道如何蔑视那些它不认识的人，以及那些他暂时不认识和永远不会认识的人……它有这种天赋。

治疗师和鹦鹉同时吹了声口哨！表达对海龟这番推理的赞赏——和演出结束时听到的那种响亮的口哨声一样。

治疗师安静下来以后，鹦鹉又连吹了三声，然后又三声，再三声……治疗师解释说："每当丈夫用话怼得妻子一愣一愣的时候，他就更来劲儿了，恶毒的话越说越多。不过，就算妻子用沉默和泪水作为回应，那位'祸之所伏'之夫（治疗师挤了一下眼睛，暗示海龟的笑话）还是会继续展现他的伪优越感，以纪念他的伪胜利。'我的宝宝'就是这样成为人类自我意识的忠诚载体。现在，它就是人类自我意识的声音！"

"我的宝宝"又笑了："嗨，嗨，嗨！……"但这次它的笑声很不一样。爬行动物脑专家此时仿佛化身为动物园的导游："你刚刚听到的是一声黄色的笑。这样笑的人，承认自己的失败，但因手无寸铁，只好用嘲笑来催眠自己和别人，说这些失败打不倒他。"

海龟听到后，笑了出来。很难界定这笑声的颜色，但可以肯定绝对不是黄色的。你可以听到自我的声音：对别人幸灾乐祸。海龟确实在幸灾乐祸，因为鹦鹉被弄得哑口无言了！

治疗师捕捉到了海龟一闪而过的笑声："我此刻观察到的是，你的爬行动物大脑一秒都没有变慢！效率高得令人疯狂，你简直就是个天才！"

海龟不知道该如何反应了。它讨厌治疗师，但又被他吓住了。治疗师继续说："到了这个阶段，你应该明白为什么你那爬行动物的大脑会在面对你所以为的嘲笑时失去理智了，且不论那是不是嘲笑；来，告诉我……"

治疗师看着海龟，逐个观察它的两只眼。他倾身好几次，向左，向右。海龟试图跟上治疗师的动作，但不知道头该向哪边转了。它感到头晕。治疗师于是补充说："只要你向前（或者向后）迈步，就不可能不失去平衡……从你抬起鳍状肢的那一刻起，你就无法再保持平衡了。"

海龟检查了一遍自己的四肢，但不平衡并非来自那里。它告诉自己（某种程度上这是它来看医生的目的）："我必须让自己意识到，爬行动物的大脑对我来说太快了。"

治疗师变得很坚定："跟我来！……"他指了指面前的一条狭窄的过道。鹦鹉依然立在他的肩膀上。走廊很黑。爬行动物脑专家加快了步伐。“我一直很怕封闭空间”，他低声说，“尤其是在没有灯的时候！”

海龟表示惊讶：“你也会害怕吗？”

治疗师像是早就知道它会这样问：“正因为我也会害怕，所以我才能治好别人的恐惧……欢迎感受恐惧，我们会通过它弄懂为什么爬行动物的大脑会失去理智。”

海龟保持怀疑……它担心这些话是治疗师的又一个把戏，类似魔术。它听说有些治疗师也是催眠师。它不想被催眠。它可不想在没有意识的情况下学母鸡或公鸡。它本来就控制不了自己那爬行动物的大脑，它要是再去扮家禽，或者鹦鹉，那得是什么样子啊！

它现在皱着眉头。但专家还不放过它：“你的脸皱起来了，这通常代表不愉快或不信任，除非你本来就长这样，可显然不是。但如果你真的原本就是这副尊容，那毫不夸张地说，真令人震撼！所以，我祝愿你：‘欢迎表达不信任！’你会找到自己质疑的东西究竟是什么。”

海龟受好奇心驱使，问：“你的恐惧是什么？”

专家没有表现出任何窘迫：“我通过治愈别人来治疗自己。每当一个患者的头脑向我敞开大门，我就进入了一个封闭且昏暗的空间。这叫沉浸式疗法。”

海龟很喜欢现在这种角色互换的情形：“能给我讲讲吗？”

治疗师非常自然地开始授课：“现在有一些在虚拟现实环境中进行的沉浸式疗法。患者戴上头盔，接收一些他所害怕的三维影像，像是一只蜘蛛或一只老鼠。我们会对投射影像的恐怖程度加以控制。比如从小蜘蛛到狼蛛，从幼鼠到雄鼠。渐渐地，爬行动物的大脑就会习惯这些。”

海龟很想试戴一下这个头盔，看看它最害怕的影像——不够快！不够好看！不够好笑！

于是它问：“有没有讲了个笑话但没人笑的影像？”这个问题让治疗师很惊讶，他笑着说：“我不知道，不过这是一个应予以认真考虑的选择。”

然后他继续说：“就我而言，我不需要头盔。每次我听别人说话，就会立刻进入虚拟现实。我已经应用这种机制很长时间了！它一直存在于大脑中，片刻未离！很少有大脑处在现实中的情况。它们不断地创造灾难，然后便身临其境般地体验灾难。在这间诊所里，我面对的是能想象得到的所有恐惧。这就是为什么我会成为一名治疗师，换句话说，一个虚拟现实专家！”

他停在一扇橄榄木门前，凝视着它；门自己打开了……

他们走进一个小房间。房间尽头的一扇窗透进几缕阳光。屋里只有两个关活物的笼子。每个笼子里都有一只鹦鹉正在抓跳蚤。

专家介绍：“这两只鸟很有意思！它们的前主人来找我，表示为了拯救他们的夫妻关系，所以决定弃养他们的两只‘小宝宝’：多莉和普拉内。他们给鸟起名字时就很随意，说‘多莉’和‘普拉内’是为了告诉所有的访客：这两只鸟能缓解头痛[①]。”

海龟没听懂这个笑话，但没敢说。

治疗师注意到了，但不想揭穿。

他继续说：“结果情况正相反！多莉和普拉内给访客们带去了更多的头痛，比喝劣酒喝到醉导致的头痛还严重。为什么呢？你首先会发现，它们俩的翅膀都在体前交叉。这是一种愠怒的表现。对于这样的人类，我们称之为“被动攻击

---

① 两只鸟的名字“多莉（Dolly）”和“普拉内（Prane）”合在一起，是法国退烧止痛药“多利潘（doliprane）”。——译者注

型”[1]。通过不断地模仿主人，这两只鸟不仅学会了重复他们的话，还学会了重复他们的动作。不能把它们放进同一个笼子里，因为它们口角不断伤及彼此；所以它们现在被分开关着。

“多莉和普拉内变成了一面镜子，他们的主人无法忍受两只鸟模仿他们的动作了。所以，比起夫妻二人继续在我这里接受治疗，他们更愿意直接把鹦鹉给我。”

“所以，我会把你留给它们——我是说鹦鹉。它们是你的新谜题。别着急，你不需要快速解开这个谜。另外，我还可以给你解释关于它们名字的笑话，如果你想听的话。”

但海龟并不想听，它担心即使听完解释还是不懂。

它靠近两个笼子。它区分不出雄鸟和雌鸟，它是不可能分清鸟类的，除非是专家（治疗师已经提前告诉它了）。它借此机会重申，自己在任何方面都不是专家。

“很高兴认识你，我叫多莉。”雌鸟突然开口。它一口气说下去，压根儿没期待听到回答。海龟已经有点不知所措

---

① 指用消极的、恶劣的、隐蔽的方式发泄愤怒情绪，以此来攻击令其不满意的人或事。——译者注

了。多莉继续说："普拉内不会和你说话的。它只会反复说蠢话——蠢驴似的——不过还是要强调，这样讲对驴不礼貌。但它不会跟你说话的。它在模仿我们前主人方面很完美。"

"我们来这里的原因，追根溯源，是因为之前的男主人有一次对妻子说：'你长了个鸟脑袋！'起初，普拉内和我以为这是一种恭维，一种对我们的智力的夸赞。我们很满足。但是看到太太的反应，我们才发觉完全不是这回事。她不接受这句恭维！她那尖细高跟鞋完美地绕轴转了半圈，立刻反唇相讥：'你才是鸟脑袋！'然后砰地关上门出去了。一小时后，她回来了，说：'我要飞去别的天堂！'我们当时真想跟着她一起去。就这样，她消失了一个多月。"

"她不在的期间，普拉内开始对我重复：'你长了个鸟脑袋！……你长了个鸟脑袋！……你长了个鸟脑袋！……'它希望因此惹烦男主人，好放掉我们。但男主人奖励了普拉内。他用食指托着它，喂它吃芒果、奇异果和石榴。而我呢？我被丢在笼子里，只能吃脂肪球[①]。他好像在刻意惩罚

① 黄油、植物脂肪、种子、谷物等多种物质合成的球形鸟饲料，脂肪含量较高。——译者注

我，就因为我是雌性。后来普拉内又被投喂了樱桃、桃子和菠萝。我呢？还是脂肪球。最后，普拉内整天都在重复：‘你长了个鸟脑袋！……你长了个鸟脑袋！……你长了个鸟脑袋！……’它对热带水果产生了痴迷。我就把这些果子叫做痴迷果。”

“女主人旅行回来以后，态度很干脆。她拿食指指着我们，威胁道：‘要么它们走，要么我走！’第二天，男主人就开车把我们送来这里，都没给普拉内留水果。情况就是这样，全部都告诉你了！”多莉不再说话了，继续捉跳蚤。

海龟自问：爬行动物的大脑和鸟的大脑哪个更好？当它比较不出来的时候，专家走进了房间。

他的第一句话是：“那又怎样？”

对于海龟来说，这是一个非常难的问题：“那又怎样？”它没想到会被问这样的问题。它本想进行一番思考研究，深入探讨这个主题。它很怕听到“我的宝宝”的嘲讽：“你花了不少时间！……”它面露犹豫、迟疑……“那又怎样？……”多可怕的问题！

治疗师在等待它的回复：“我不着急，你知道的……”

海龟感到燥热，尽管它的血是冷的（爬行动物的大脑非常擅长给予热量）。它觉得自己快晕倒了。

专家有所察觉："昏倒也要慢慢来，你才不会从高处掉下去！"

海龟昏了几秒钟……又或许昏到了时间的尽头——当它睁开眼睛时，治疗师依旧在。他又一次问道："那又怎样？……"

他等了一会儿才说："爬行动物的大脑和鸟的大脑哪个更好？"

海龟难以置信——治疗师居然知道它在思考什么！

专家没给它机会作出反应，就提议道："不然我们换个问法：'如果没有大脑，鸟会做什么？爬行动物又会做什么？'"

海龟开始思考。它想立刻找出正确答案！但思绪却不知道在哪里卡壳了。治疗师保持沉默。他微笑着，点头表示赞同。

海龟突然灵光乍现——它认为这应该叫"天才的闪光"：丈夫对鸟的大脑一无所知！他从来没涉足过这个领域，也没动过脑子，更没用过心。丈夫大脑里的某种东西在做比较，那东西认为男人的大脑因为大小的缘故，要比鸟的大脑更高级！

海龟发现，这种比较让祸之所伏之夫（它非常得意自己的幽默）自觉优于所有被他称为鸟脑袋的大脑；他以为自己飞得很高，实际飞得极低！

海龟还意识到，那个东西在它的爬行动物的大脑里也存在！它也做过比较："我不够漂亮，不够聪明，不够有趣……一堆不足！"这样的比较让海龟觉得自己的与众不同意味着差人一等……仿佛它是唯一一只在海洋深处仰泳的海龟似的。于是，它重复告诫自己以免忘记（它总是害怕忘记）——那东西不断地尝试让自己成为别人！而且它终其一生都将害怕达不到这个目标。

海龟认为，即使脑子里的那东西在害怕，海龟却依然可以很平静，因为它并不是海龟本身！

不！那东西不等于海龟本身！

现在，它能够清楚地听到那东西的声音：是"我的宝宝"的声音！

它因这个发现而充满喜悦，慢慢地转身面向专家。令它分外吃惊的是，专家非常有耐心地等着它。

尽管它花了很长时间，脑海里才出现天才的闪光，但专家依旧温柔且专注地看着它，问：“然后呢？”

在一片静谧中，海龟回答：“那又怎样？……”

写给左脑的话

海龟在它的爬行动物的大脑中发现的那东西是什么？那东西同样影响着海绵吗？——“没有其他海绵能取得这样的成就……他们会认出我，用令人羡慕的爱奖励我。他们会让我成为最富有、最美丽的海绵，我会成为海绵中的女皇。”

这某种东西虽然不是“我”，但也被叫作“我”，它就是“自我”！

海绵显然沉浸在一种虚拟现实当中。它在演自己的故事，仿佛这段故事完全是真实的。然而这只是它编造出来、并且多年后仍在讲给自己听的一个故事。它相信，为了被爱，它必须把一切做到完美。

信念，来源于孩子的大脑中的一种粗浅逻辑。（当然，海绵没有孩子的大脑，这只是一个隐喻！）尽管大脑拥有巨大的潜力和惊人的品质，但它常常傻乎乎的。它会不加区别地建立联系。它把 A 和 B 联系起来，不管 A 和 B 之间是否存在真正的联系。因此，它提出并记录了一些可怕的等式。其中最危险的是下面这些：

1. 被爱代表生存。

2. 要被爱，必须完美。

3. 所以，为了生存，必须完美！

这就是自我意识的全套“逻辑”的基础等式。这个等式三段论的逻辑是错误的，所以整个等式都是错误的。但是，很不幸，它滋生了大量的错误信念，甚至在生命的整个历程中，一直影响着爬行动物大脑的反应。大脑里爱做比较的那个东西相信，一句嘲弄就能消灭它，使它消失！

抱着这种信念，海绵会为了生存而走向自毁。事实上，正是那个东西，为了保证它自身的存在，会把海绵引向一条自我伤害，乃至毁灭生命本身的道路——脱色、磨损、发霉，虽然作为海绵是应该湿漉漉的，但它的身体里吐出的却是泥沙和苔藓，周身开裂，还散发着可怕的臭气。

两个世界：自我的世界和存在的世界！

自我的世界试图吸引周遭的关注，最好独霸这种关注。它既想要外部的：来自他人的关注；也想要内部的：我们自身的关注。它从不满足。让我们回忆一下另一个等式：获得关注＝生存！我要人们看着我，看到我；听着我，听到我，再时不时地爱抚我。但是，我们也要记住，这个错误的等式衍生出了另一个错误：为了让人们看着我、听到我，爱抚我，我必须做到与众不同，脱颖而出，鹤立鸡群……

> 和海绵、海龟一样，我们的一大挑战，而且是一生中的挑战，就是要把注意力从自我意识的世界中脱离出来——或者说解放出来——把它带回存在的世界！

这意味着要拥有爬行动物大脑进行观察时所必需的警惕！要打败自我，控制自我。海龟就是这样做的。它发现，自我不停地利用大脑对自身进行监视和保护，就像人类利用保镖、秘密警察或导弹防御系统一样。它意识到这种脱离正轨的现象，并这样表达："那又怎样？"它明白了嘲弄或侮辱——"你长了个鸟脑袋！"——会像病毒一样钻进自我的世界兴风作浪，却无法潜入存在的世界！

从今往后，海龟将学会阻隔那些可能"绑架"它的注意力的判断，并在注意力被困住之前加以解救！

当它听到："你满足别人的需要，却不管我的。你甚至把你的需要也排在我的之前！我是谁？对你来说，我是谁？……"它察觉到进行控诉的是刚刚学会发声的"我的宝宝"。

每当"那东西"感受到威胁时，海龟就进行分辨，它会识破藏在"你只考虑你自己"这句话中的恐惧。尽管有些微妙，但它甚至可以说，类似"你不尊重'我'"这样的话，依然是"我的宝宝"发出的。没错，自我意识确实不会尊重任何东西。懂得尊重的只有存在。而能够看到存在的也只有存在。

它将看懂自我意识的操纵话术，类似"如果你拥有智慧、美丽、幽默感、金钱、力量，或其他任何东西，你就来满足我的需求吧；但如果你一样都没有，那你太无趣了；还是趁早走开吧！"

它将学会观察"我的宝宝"在进行操纵时的样子，并安抚爬行动物的大脑：“冷静，你在为一件鸡毛蒜皮的事活跃！你试图保护的东西并不需要这样的保护。”

它将懂得设定极限，而不必担心因为自尊心而可能导致的拒绝。

欢迎极限、衰弱、枯竭、疲劳！因为如此一来，我们就会承认极限的确存在，并学会尊重极限！一天有 24 小时，一年有 365 天，一生有 100 年（如果幸运的话）；一个人只有 2 只胳膊、2 只眼睛、2 只耳朵、2 条腿……人类落后太多了……我们注意到，对某些公司来说，“极限”是个违禁词！它会被审查！因为它会影响非凡、卓越，乃至超越的成就。这些公司宣扬幸福蕴藏在成功之中，而人们行色匆匆，根本没有时间停下来思考这是不是真的。

“成功”与“被关注”“被听到”“被认可”联系起来……却无人意识到与成功挂钩的视觉和听觉标准实际相当肤浅！更别说它们还无法持久。人们笃信：“没有极限，才能快乐！”于是不再认为超越也有尽头，也有终点线！然而，万事万物总归是有条终点线的！

我们被我们的天赋困住了。

我们曾超越环境的极限——从过去只有 3 个电视频道到

现在近 1200 个——于是我们落入陷阱，盲目地相信我们也突破了内心的极限。但我们的心脏依然在以每分钟 72 次的频率跳动，血压依然处在 80—120。

而且，如果这种趋势持续下去，随着机器人时代的到来，我们所有人都会活得像故事里的那块海绵。这些超级机器不会思考关于爱情、死亡或如何支付房租的生存问题。未来的机器人似乎能够和我们“做爱”——假如现阶段的技术还没实现的话——而不会在事前或事后追问“你爱不爱我”？如果看腻了“日本人”“德国人”或“最新型号”，只要切换一下模式就可以了。不需要相互妥协，不需要交流理解，不需要擦去眼泪。它们永远不会担忧长皱纹或身体器官机能下降。万物无极限！机器人不会指望我们倒垃圾，因为不用要求，它们自己就会完成——它们会被写入猜测人类需求的程序。也许，未来它们能察觉到情感方面的缺口，可以机械地给予人类柔情。它们不期待任何爱的证明，所以永远不会失望。它们不会说：“我的宝宝，你只考虑你自己！”原则上，它们应该精准无误地执行任务！但它们仍旧需要接受维护，它们到货的时候就附带一年期的保修单，还可以延长保修期，只要支付额外的费用。（看，此处就出现了极限！）然而，保修范围并不覆盖某些元件，即使是钛或不锈钢元件，也不可避免地会出现磨损（奇怪，又出现了极限！）此外，也许还会出现由于过载或误差导致的运行错误；没人知道会出现什么，人类的胃口这么大，总是需要一些“保险合同”来保护自己！

所以，欢迎极限，因为它能令我们重新意识到（这才是今时今日真正紧迫之事）我们是“人”！

时代已经发展到了这样的地步，无论你在哪里打电话，都躲不过听筒里没有感情的声音无限循环的答复：“三明治里加芥末，请按5；加酸黄瓜，请按6；重听请按1……请尽快选择，以免只剩酸黄瓜！”于是，像被激起过敏反应一般，恼火成了最常出现的情绪：“可人工服务要按什么？我不想要什么三明治或者酸黄瓜，我只想知道卫生间在哪里！”

欢迎极限，欢迎来到人间！

现在，我们时不时发几条推文，或者按个拇指向下的“踩”（重回古罗马时代[①]），去谴责别人的错误，仿佛我

① 在古罗马时期的斗兽场，观众用拇指向上或向下的手势决定角斗中失败方的生死。——译者注

们自身已臻完美。缺乏“洞见”似乎成了现代人最大的病症之一。往后，社交网络就是输送和传达指责与批评的高速公路。而完美则是一种必须满足的要求，一种日常的准则。这个标准深深扎根进对他人的期待当中，当然，对自己的期待也是一样。在“脸书”“照片墙”，以及其他种种用以塑造形象的平台上，人们把这个标准强加于彼此身上。大肆宣扬完美，仿佛挥舞着一面榜样旗帜，按照这个标准去做，就能够涅槃，获得财富，美丽，权力。这套理论还宣称，我们每个人都做得到。我们甚至还被告知了具体的做法。打开电视，我们就会被各种各样的“成功模板”淹没——商人、运动员、艺术家，然而，一旦换用衡量生活快乐指数和人际关系质量的标准，这些“成功模板”就会全部遭遇惨败。

无数的孩子高举着手问：“哟呼！你们在哪儿？有人能听到我说话吗？”他们用孩童特有的方式嚷着：“这个‘马戏团’后面的小生物在哪儿？还有人记得它的存在吗？”

一位匿名作者就这个主题写过一段令人震撼的文字，或者说一段响彻云霄的呼救：

“为了给我的孩子找到完美的礼物，我跋涉了好几公里。经过两个漫漫长夜，我实在太累了，停下来的时候，才想到问问他想要什么。他列给我的礼物清单如下：

“我想变成我们的小猫费利克斯，每次你们回家以后，都能被你们抱在怀里。”

“我想变成一个随身听，有时能感觉到你们两个专注地倾听我，从不分心，你们的耳旁只有我的声音，回声也哼唱着我的孤独。”

“我想变成一份报纸，能让你们每天花点时间关心我的新闻。

“我想变成一台电视，能让你们每天都会在临睡前盯着我看一会儿。”

“我想变成一支曲棍球队，爸爸，这样就能看到你为我的每一次胜利而激动。”

“我想变成一本小说，妈妈，这样你就能看懂我的心情。”

“我认真考虑过，我想要的只有一样，不要给我买任何东西！请让我能感觉到自己是个孩子！”

“所以，欢迎来到人间！”

让我们重复这句话，这很重要：“欢迎来到人间，欢迎来到人间……”就像重复一句祷文！让我们做有意识的鹦鹉！让我们主动记住自我意识与存在的世界之间的区别。

让我们来审视，爬行动物大脑的活动、所犯的错误，以及永远把自己引入歧途的倾向。让我们拥抱它（人当然不能把爬行动物的大脑抱在怀里，这是一个比喻），感谢它为了保护我们所做的努力。

但最重要的是，面对嘲弄、侮辱、被抛弃的恐惧，让我们明确地大声重复："那又怎样？那又怎样？那又怎样？……"

爱与创造力

疲惫源自内心的抵抗。无视当下的切身变化，是对自我的消耗。

等待伤口的愈合，期待与灵动的生命相遇。

讲给右脑的故事：牡蛎与老人

老人漫步在一片没有沙堡的海滩上，留下了一串长长的脚印。他脱下衣服，面朝大海坐下。他那赤裸的、没有皱纹的身体被午后的阳光覆盖，像爬行动物的皮肤一样闪闪发光。他闭上眼睛，开始哼唱一首挽歌。声音嘶哑，似乎在呼唤什么人或什么东西。悠长而低沉的旋律应和着海浪的节奏，忽然，歌声被一种突兀的撞击声打断。一股奇怪的气息暖暖地拂过他的脚面。他优雅地垂头向这股不寻常的热流看去，惊奇地发现一只牡蛎正朝着他的方向拍打自己的贝壳。

“你在等什么？”牡蛎问道。

老人从来没跟人类之外的生物交谈过，顿时怔住了，一句话也说不出来。贝壳又轻轻拍了两三下，牡蛎重新问了一遍：“你在等什么，老头儿？”

牡蛎注视的样子引起老人的好奇，坦白道：

“我在等待涨潮，等海水带我去安息。”

“你想要哪种安息？”牡蛎又问。

“永恒的安息。”老人梦呓般地喃喃低语。

“你想休息到永远吗？‘永远’也太久了……原来你这么累呀！”牡蛎惊讶地问，它那沾满泥土的壳快速地开合了一下，发出了清脆的响声。

“没错，我非常疲惫，这一辈子饱受辛劳。我不管做什么事，都提不起劲头。我的肩膀和手臂都快废了（老人轻轻地摆了摆手臂），我的背也被岁月和疲惫的重量压垮了。”

“再多给我讲讲关于这种疲惫吧”，牡蛎的壳大大地张开，“也许我终于可以弄明白为什么浪潮要把我带到这里。”说完，它的壳又忧郁地闭合了起来。

老人的眼中有往事浮现，他抬眼望向地平线的尽头，陷入久久的沉思。在此期间，牡蛎晃动着它的壳。等老人重新看向牡蛎时，他的眉头紧蹙着，声音低沉而严肃，像火山石掉在地上发出的闷响。

“我发现我很难说清楚‘疲惫’是什么。可是，‘我累了’可能是我这辈子最常说也最常听的一句话。我从未曾停下来花时间寻找它真正的含义。”

牡蛎半张着壳，反驳说：“我不认为你已经准备好溺入海里，老头儿。要是你不知道你的疲惫从何而来，说不出它是什么，你是没办法安然死去的……”

老人感觉额头传来一阵针刺似的疼痛，他紧张地伸出手指，焦虑地碰了碰，摸到一种奇怪的皮肤褶皱。他瞬间明白，那里刚刚长出了皱纹。这让他瞠目结舌，开始对面前的软体动物产生防备和责怪的心理，但很快因为四周没有人的气息而稍稍放下心来。

“你有什么权力让我头上长这些皱纹？”他恼意未消。

牡蛎微微扬起自己的珠母层[1]，表达异议：“不是一些皱纹，老头儿，是一条。这是你的第一条皱纹，而且它跟我没关系。是你自己让它长在应该长的地方的。你的反应告诉我，你现在不想死！”

老人感到心烦意乱，一边揉着新生的皱纹一边继续说：

① 部分软体动物壳内质似珍珠的层，也叫珍珠母。——译者注

“你究竟是谁，可怜的软体动物？”

“我是一只疲惫的牡蛎。”海洋生物伤心地吐了几个泡泡。

“疲惫？”老人吃惊地问。

“是的，疲惫。”牡蛎拍了一下贝壳，溅起一片水花，落到老人的脚趾上。

“你在这儿干什么？”老人满腹狐疑。

牡蛎壳又张合了几下，水溅到了它自己身上，赧然道：“我在等退潮……我希望太阳把我晒干，让我消失。我很疲惫，当海水退去，我也许就能安息了。”

老人结结巴巴地说：“那轮到你告诉我了，你说的‘疲惫’是什么意思？”

“老头儿，我知道的并不比你多。我的体液派不上用场了，壳不再那么坚硬，行动越来越迟缓，甚至很难保持贝壳张开的状态……我这一生都梦想着身体里能长出一颗珍珠，一颗又大、又圆、又润的珍珠，我为此付出了巨大的努力。每天，我都期待能看到在我体内黏液的中心出现一个浅粉色的小型突起物，可是直到现在连分泌物的影子都没有。我现在老了，也变灰了，连合上壳的‘啪’声都变得又低又轻……”

老人温柔地把它放进手掌心，轻轻凑过去看它。他又感觉到额头刺痛……指尖果然立刻摸到了第二条皱纹，紧挨着第一条。他仔细端详着这个小小的谈话对象，很久以后才开口：“我没有做好溺死自己的准备，你也一样，你没有准备好干枯掉，鲜嫩多汁的牡蛎女士！再者，要想达成我们各自的目的，我们还有一个大问题要解决。我在等涨潮，你在等退潮。要是海水涨了，我会死，而你会活着；要是海水退了，你会死，而我会活着。然而，你和我都没有真正准备好要消失……我们怎么办呢？”

牡蛎拍了三下壳，说：“把我放回水里，六个月以后，我们就在这里再会……”

六个月过去，长着两条皱纹的老人漫步在没有沙堡的海滩上，留下了长长的一串脚印。他闭上眼睛聆听心脏强有力的搏动。这对他而言是一种新的体验，在邂逅那只难看的牡蛎之前，他从来没有注意过胸腔里这种特别的节奏。遇到牡蛎之后，他发现，这种节奏很熟悉，在牡蛎努力组织语言，想尽办法与他进行沟通时，他的身体里跳动着的就是这样的节奏……发觉这个简显而易见的事实以后，他的疲劳就完全消失了。

现在，他欣然走近约好的地点，愉悦且平和……这一回，就是有一大群人，也不会打扰到他。他在上次他等待涨潮的位置坐下……时间一点点过去，沙滩上依然毫无动静。

太阳沉入海里，海浪开始打湿他的腿和屁股。当水涨到齐腰深时，老人有些担心，起身退后几米，又坐了下来。尽管夜越来越深，他还是没有失去希望。等他看到夜空中开始有星光闪烁，又挪了三次坐的位置以后，他伤心地决定第二天再来。他正要离开，突然感觉到一种熟悉的叩击撞上他的脚。四只小牡蛎一起拍打着贝壳。

“请原谅我们来晚了”，它们大声说，“要找到这个地方有点困难。我们给你带来一个消息。你要见的那只牡蛎不会来了。我们是它的女儿，我们是来替它转告你，它生下我们之后，在喜悦中离开了。它想让你知道，当它发现我们在它体内时，它的疲惫感就完全消失了。它说，在遇见你之前，它一直没有繁殖能力。我们呢，也知道了产珍珠并不是我们的责任，这就是它留给我们的宝贵秘密。”

老人刚要开口，小牡蛎们又说：“妈妈跟我们说，你不应该说话，但你应该接受它给你的薄礼。把我们放在你手里，脸凑近一点。”

老人照做了。当小牡蛎们与他的脸持平时，它们大大张开身体，又一起闭上，把水花溅到他的脸上。老人愣了一下，随即发出低沉而洪亮的笑声。牡蛎们用这小小的逗弄告诉他：“海水不应该进入你的肺，老头儿，应该拍在你的皮肤上。”贝壳的细小拍打声与老人止不住的大笑声交织在一起。

“你现在能把我们放回海里吗？”贝壳叮叮当当地响着。老人迎着波浪向前走去。当老人把它们放进水里的时候，四只小小的软体动物最后一次大声喊道：“我们的妈妈开玩笑说，要我们轻轻夹你的鼻子！”老人微笑着松开手。

回到没有沙堡的海滩上，他再次感觉到额头上轻微的刺痛。他抬起手，欣喜地发现，他现在有六条皱纹。

当原始脑遇到精神分析师

海龟回到专家的办公室。治疗师想迎接它并问候道："那又怎样？……"但是现在不行，因为屋里不止它一个。

"这是我最后一次就诊！"海龟对自己说，却立刻补了一句，"这不是我最后一次就诊！"从它记事起，它就怀疑自己所说的一切。也许在它开始记事之前就开始怀疑了，这谁知道呢！

它羡慕那些可以毫无疑虑地宣布事实的家伙，比如鹦鹉。它羡慕自信的"我的宝宝"从不犹豫。就算说些废话，也不会犹豫！它真的很羡慕。等会儿它会和治疗师谈谈这件事。

在候诊室里，一只鸵鸟和一只响尾蛇像它一样，也在等待。专家迟到了很久，这让鸟的大脑和两个爬行动物的大脑都感到不耐烦。如果它们是反刍动物，比如牛，那就可以说它们有点反胃。

为了平息自己的烦躁，海龟对鸵鸟说："不要告诉我，你在为你的脖子烦恼！"

鸵鸟掩饰不住地惊讶："你是怎么猜到的？"

海龟很高兴自己可以立即作答："我在一个精神分析师那儿碰见一只长颈鹿。它之前去看过整形外科。它想让脸变低一点。"

海龟停下来，思考这个说法是否正确："让脸变低一点？"它感觉自己开始出现强迫思维[①]了。海龟很怕强迫思维，以至于会花几个小时去思考它。有时，我们会看见海龟一动不动地待在阳光下的海滩上；那是它被强迫思维控制住了，忘了移动。这可能导致皮肤或龟壳发生癌变。

为了避免在候诊室里发生这种状况，它赶忙说（语速依

① 指脑海中反复多次出现某一观念或概念，伴有主观的被强迫感和痛苦感。——译者注

然缓慢）：“长颈鹿认为脖子短才时尚！”

鸵鸟更吃惊了，大声（比大多数声音要大得多）发表评论：“太神奇了，我和这位长颈鹿有一样的就诊经历：看整形医生，看精神分析师……”还没说完自己的困惑，它突然改口问道：“你呢？你也是脖子的问题？”

“不，不……一开始，是太慢的问题……现在则是太快了！”

“真的吗？”

“真的，这是爬行动物大脑的一种问题。我来这里看治疗师就是为了这个，他是这方面的专家。”

“奇怪，他也能治鸟的大脑。你碰见过他的鹦鹉吗？”

海龟没有立刻答复：自己碰见过鹦鹉吗？到底什么才叫作真正的碰见？

它正准备说：“我不知道我有没有碰见过鹦鹉”，蛇突然开始嘶嘶作响！声音极大，以致整个房间都在震动。响尾蛇对发出这种动静感到有些尴尬：“我希望我的声音不会太大，因为我听不到！”

此时的候诊室变得好像巴别塔[①]一般（治疗师在墙上贴了描绘巴别塔的装饰海报）。

在做出反应之前，海龟会决定自己是否要思考。这是治疗的效果：每天有三到四次，它要决定是否思考……这是一个巨大的转变！它并不总是想着要做决定，它那爬行动物的大脑还是很快，总是阻止它的此类考虑。爬行动物的大脑也很擅长这么做。但海龟确实在进步。

然而，当海龟正在做决定的时候，蛇以为是海龟没有听到自己说话，又说："我希望我的声音不会太大，因为我听不到！"

海龟考虑一番后，结束了它的思考，它可以回答别人的提问了，但它还必须决定是否要回答。它在一天之内做了太多决定，它觉得很累，然而，它发现蛇表现得非常尊敬它；它也想尊敬蛇："这是个很常见的问题，很多生物都会制造噪音，自己又听不见，尤其是人类！"

---

① 又称通天塔。据《圣经》记载，巴别塔是当时人类联合起来，并希望能通往天堂的高塔。上帝得知以后，为了阻止人类的计划，要人类说不同的语言，使人类之间不能沟通，人类的计划也因此告吹。——译者注

说完，它不太确定自己是否表达出了尊重，最近总是这样——它开始讨厌自己。它陷入尴尬之中，又看到了精神分析师展示给它的小木头和石子。它一时间（依然是很长一段时间）觉得所有爬行动物的大脑都迫切需要放慢速度。它想，好的治疗师是可遇不可求的。此时此刻，它希望治疗师和精神分析师一样都是可遇不可求的专业人员。

到这时，它才想起蛇的话："我听不到！"它怀疑地想："它要是听不到，怎么能回答我呢？"

对蛇而言，海龟试图表达尊重的那番话并没有冒犯到它。并且，它仿佛听到了海龟的疑问一般，解释说："我凭借对方散发的热量，也就是红外线，去理解对方。"蛇看着沉默不语的鸵鸟，鸵鸟像被催眠了似的。然后，它把头转向海龟，说："要理解你有点难。你的图像有点模糊。因为你是冷血动物，但你还是能发出足够让我理解的热量。"

海龟很高兴得到了别人的理解。对它来说，这种经验并不多。热量不是一种它能了解的表达方式，它甚至不知道自己在散发热量！它认为有必要培养自己这方面的能力。它打算之后去咨询一下专门研究爬行动物大脑的神经外科医生。也许它可以移植一个响尾蛇的大脑。不一定是整个器官，可以只是一小部分——感知红外线的那部分。

响尾蛇展开身体，将头伸向鸵鸟的脖子：“至于你，就很容易了！你散发出灼热的热量。我完全能够理解你。”

鸵鸟开始找沙子，想把头埋进去，好屏蔽红外线。它认为，如果散发出太多的热量，自己就熟透了，这可不妙。它曾经见过一些野生火鸡的悲惨结局，它可不想和它们一样。然而候诊室里没有沙子，一粒也没有，因为专家有洁癖。鸵鸟快发狂了：“哪里可以让我埋进我的头？哪里可以让我埋进我的头？……”

海龟体谅鸵鸟的焦虑，于是建议：“如果你脖子变短的话，还怎么把头埋进沙子里呢？”

鸵鸟直起身，直得像一条线，对海龟说：“你应该去当治疗师！多亏了你，我顿悟了！谢谢你！请帮我转告治疗师，我没事了，我不需要他了！”

鸵鸟奔跑着离开了。

响尾蛇很失望：“它走了，真遗憾。我觉得它好像在逃避什么东西……希望不是在躲我！我本来可以帮它减少一些孤独感的，我还没告诉它，我也不喜欢我的脖子！我太烦了。我知道我身上从哪里开始是脖子，但不知道到哪里才是结束。而且你应该看看我进食的时候是什么样的：我看起来就像被堵住了！我向你保证，那样子一点也不好看。尤其是当我吃松鼠的时候，有时我都快吃完了，松鼠的尾巴还在我的嘴巴外面，我看起来活像吞了一件毛皮大衣，就是人类制作的那种。曾经有只石貂问我：'这是某种给身体内部取暖的方式吗？'然后它笑了！我想咬它，但我的嘴里全是松鼠毛。我尝试快速吞咽，好腾出牙来，结果差点被噎死！一只被噎死的蛇，真是个笑话！但是，嘿，你能想象没有脖子的我吗？很多家伙可能会说我的头长在尾巴上！"

这只南部海域的常客不识相地插话："或者叫你死亡沙锤[①]！"——海龟希望这话能对响尾蛇有帮助。

响尾蛇大受打击，仿佛被什么巨大的声音震昏了头似的！这对它来说，倒是一种新的体验。响尾蛇语带讥讽地肯定鸵鸟的话："你确实可以成为一个研究脖子故事的专家。"

海龟没听出响尾蛇的弦外之音。它开始想象自己陪伴那

---

① 起源于南美印第安人的节奏性打击乐器，由一个球形干葫芦和细长的柄组成。——译者注

些不想再拥有长脖子的动物的画面。

响尾蛇又说："但这不是我最大的问题。我的祖先是蜥蜴，我们族群的历史可以追溯到一亿年前。那时，我们是有下肢的。但它们随着进化消失了，和其他物种正相反！我常常在想，为什么是我们呢？"

响尾蛇的身体高高悬着，正如它悬而未决的疑问一样。显然，它一直没有想通。它镇定下来，说："我看过整形医生。我想重新找回我们族群的过去。让医生给我移植双腿，这样我就能跳皮筋了；移植双手，这样就能对他们挥手说：'不，不，不，不要跑！回来！回来！'"

它用身体模仿起人类邀请伙伴回来时的手部动作。但它做起来充满了威胁性，看起来像在掩饰一次攻击。

响尾蛇继续说："治疗师说我有'情感依赖症[1]'——他说这种症状对爬行动物的大脑而言非常常见。我觉得他没听懂我的意思。我一直在被误解，从我出现在这世上起就是这样——我要提醒你，这可是从一亿年前起就存在的。我是

---

① 表现为过于喜欢或者寄托过多个人感情于某人或某物之上，一旦失去就难以适应等。——译者注

所有生物中被误解最深的一个，因为当我发出声响的时候，并不是在害怕，而是在兴奋！我晃动着身体，是想向我喜欢的人和可能喜欢我的人示意我的存在。可是，一旦听到我发出的声响，所有人就都跑了！而且，因为我没有手臂，我就试图用嘴抓住他们——我的爬行动物的大脑再也控制不了自己了——每次都是悲伤的结局！我这一生谁也没能留住。”

海龟想说：“你要想抓住我，是轻而易举的事儿，所以我求你不要尝试！”

响尾蛇有自己的一套解释：“我想这都是噪音的错。因为我听不到，所以制造了太多噪音！”

海龟问自己，是不是也有情感依赖症，想稍后和治疗师谈谈这个问题。无论如何，它很高兴自己不会发出任何噪音。

在养成思考的习惯之后，海龟相信，如果响尾蛇能够放慢他爬行动物大脑的活动，那兴奋时尾巴就不会摇得那么厉害了，这样一来，也许就能找到人陪它跳皮筋了。

办公室的门开了。海龟松了一口气。它开始感受到期待的压力，感受到响尾蛇被关注的需要。它知道一只海龟是无法满足响尾蛇的这种需要的，而且它也不想去满足。自己虽然有壳，但绝不能放松自我保护意识，响尾蛇没有长腿，它只有嘴。再怎么说它还是不知道怎么控制爬行动物的大脑。

不过，它认为响尾蛇可以学习创作音乐，以体验其中的乐趣。开发出节拍、和声、新的音效，然后加以分享，也许孩子们会喜欢按这种拍子跳皮筋。海龟想象着，平静了下来，又像是在微笑。

响尾蛇沉默了，因为面诊名单上的下一个就是海龟。它对响尾蛇说："祝好！"

响尾蛇又开始发出声响。

专家现身了。他没有说："那又怎样？"而是说："给你介绍一位朋友，我想它可以帮到你。"

在他身后，另一只龟——是只陆龟——从阴影中走出来（在治疗师的办公室里总是有一片阴影）。陆龟说："专家告诉我，你最大的恐惧是活不过百岁？"

接着，两只乌龟召开了一场交流会。治疗师列席会议。"我的宝宝"试图按爬行动物的语速重复一些句子，然而很快就被如此缓慢的速度耗光了耐心，继续捉它的跳蚤去了。

海龟说："我曾经听说，一只来自加拉帕戈斯群岛的巨型龟活了一百七十五年！还有一只巨型龟来自塞舌尔，活了两百五十多岁，破纪录了！”

治疗师非常感兴趣，表现出一副十分震撼的样子。鹦鹉也在治疗师的肩膀上吹起了口哨。海龟于是想到：鹦鹉会不会有情感依赖症?

它梦呓般地复述了一遍：“二百五十年……”

陆龟问：“你惧怕死亡吗？”

海龟答：“一点也不！我怕的是无法打破那条纪录。我一直梦想着破纪录。年轻的时候，我想做同类中行动最快的，永远不会被超过。破壳的时候，我想做第一个到达大海的。我还在壳里的时候，就已经开始训练自己了。可后来，我一直很慢。不过，到我快死的时候，我还可以是活得更久的那个。”

陆龟说：“有意思！我呢，决定变得富有，所以我在贩卖时间。我有很多时间可以转卖出去。人类对此有很大需求。他们是我的主要客源。我卖给他们时间只有一个条件：要他们信任我！否则，我就把这些时间留给自己了。”

“你怎么做到的？”

“他们付过钱以后，就坐在我的壳上。只要他们购买的时间没有过完，他们就不能从壳上下去。有些人才刚过了一会儿，就要求我把时间加快。我告诉他们，他们付钱不是为了加速：‘你付了一个小时的钱，就得过一个小时！’你真应该看看那些付了一星期钱的人是什么表情——我给他们提供了一切！食物，饮料……诸如此类的一切！他们还可以躺在我的背上睡觉。对某些人来说，这是一种折磨。他们刚一上来，就想下去。在我的壳上，所有的手机信号都会被隔绝。但这一点，我不会提前告知他们。起初，他们拿出手机自拍，然后问我要 Wi-Fi 密码。当我告诉他们根本没有 Wi-Fi 的时候，他们就变得惊慌失措。有些人敲打我的龟壳，尖叫着说他们被愚弄了，说我是骗子、奸商！我说我是供应者，是他们还不知道如何享受。”

“那你是怎么说服他们的？”

“我发放证书、担保书。有十分钟、十五分钟、三十分钟不等的终身商品保证书，和人类购买所有商品时附带的一样：‘定期质保，否则退款！’他们就放心了。很少有人买三十分钟以上的套餐；他们觉得超过三十分钟就太长了。”

“你一定会退钱给客户吗？”

“一般会。但有些人认同我，还会很慷慨地给我小费。他们平静地对我说‘时间就是金钱’。我做这项业务已经很久了，所以攒下了一大笔钱。”

“你用这笔钱做什么？”

“购买心跳。”

“不好意思，请再说一遍！”

“没错，一些伟大的艺术家现在正在出售他们生前的心跳，录音形式的。我正在收集这些，很贵的，是可遇不可求的珍品。总有一天，他们会受到高度追捧，到那时，唯一能够倾听心跳的将会是我！我会被羡慕、被钦佩、被尊敬……”

“我明白了。这就是你找到的让自己永生的办法：收集名人的心跳，那你会去听它们吗？”

陆龟很吃惊，它可没有想过永生，是海龟弄错了，但它还是回答：“当然会听。在我没有客人，没事可做的时候我就会听听心跳来解闷。然后我发现，没有哪个人的心跳的节奏和其他人的完全相同。这让我很着迷：同样的一生，竟然这么多的不同！你说得对，它们确实永远不会停止，因为它们是录音。”

海龟的语气变得尖利：“我说的不是录音的永生，而是你在寻找的，你的永生！”

陆龟局促又呆愣，一时不知道该说什么。过了一会儿，它问道：“你想到我的背上来吗？”

海龟则十分坚定地摇头。它现在明白为什么治疗师会介绍陆龟给自己认识。它说：“我可买不起两百五十年！此刻，我想倾听的是我自己的心跳。因为我的心还活着！”

鹦鹉吹了声口哨——每当治疗结束时，它总会这样。海龟很感谢鹦鹉，也感谢陆龟。当然，还热烈（虽然血是冷的，但它现在释放出很多热量）感谢专家。

它不必再问治疗师自己有没有情感依赖症了，因为这也是依赖的一种形式。

海龟自由了。

它不再羡慕“我的宝宝”不管说什么都从不怀疑；它宁愿抱有怀疑。

从办公室出来，海龟走近还在候诊室的响尾蛇，想去摸摸它，就像人类爱抚小狗一样。海龟对它说：“你应该听一听你的心跳，据此调整尾巴发出响声的节奏；我想全世界的人都会愿意和你玩跳皮筋的。”

写给左脑的话

在寓言《牡蛎与老人》中，老人“顺从了”。他深感疲惫，在他的认知里，疲惫和衰老是互相关联的。他并不探求这种疲惫的意义，从不去质疑，只是一味忍受。牡蛎和他对质，使他发现这种疲惫其实源自某种形式的抵抗，并带他深入探究为何抵抗，最终明白正是这种疲惫在消耗他的能量，是疲惫导致了衰竭。

所以欢迎来到人间，欢迎抵抗！一起去发现爬行动物大脑和自我意识之间的联系。自我意识存在于爬行动物大脑的中控室里，它操控着一切。它持续监控着会对自身形象构成威胁的各种信号、闪光、声响。一个念头，一个字，一道目光，就足以令它部署重兵，严阵以待。有时相反情况也会引起戒备：一个字也没有，一个眼神也没有……

当今时代，人们花费大量金钱以消除或预防皱纹。有些人的脸拉得太紧了，看起来像张鼓皮。他们的脸无法再灵活地表达情感，甚至无法做出微笑的表情。全都绷得紧紧的，感觉哪怕大笑或者打个喷嚏都可能令皮肤崩裂。奥斯卡颁奖典礼上，大明星们鱼贯而入，有些人看起来仿佛出自同一个整形医生之手。我们生活在一个人类试图切断生命再将之重组以制造美的世界。并且，在光滑得好似溜冰场的皮肤面前，人们幻觉自己已经做到了！人们希望能一次又一次地吸引注意力——自我想要获得关注！人们千方百计地逃避被剔除、被排挤、被遗弃的局面。奇怪的是，为了变得与众不同以引起他人兴趣，所有的“溜冰场”最终都变成了相同的样子。人们希望依靠拉紧皮肤来延伸时间，然而，唯有接受皱纹的存在，时间才可能停下脚步！哲学家赫拉克利特说：“时间是一个玩耍的孩子”[①]，而孩子在游戏玩乐的时候，

① 原文整句为“时间是一个玩跳棋的孩子；王权在孩子手中”。指时间支配着一切。——译者注

是不存在时间的概念的……

欢迎来到人间！欢迎皱纹、背痛、听力下降和其他身体机能的衰退……欢迎接受“我再不能……再也做不到……再也无法……”这些“死路一条式的发言”包含着关键的、唯一的出路：把注意力放在真实的肉体变化上。观察当下的身体变化！观察皱纹。但更重要的是，观察对皱纹的判断，以及这个判断包含的所有恐惧——被抛弃在深渊中就此消失；怕无法在世上引起任何关注；怕别人一见我们靠近就移开目光，或者更糟糕，怕别人根本不想看我们！

首要关键是要聪明地运用智慧：学会观察，意识到平静的状态可能瞬间被一种自我形象的转变打破，即使这种转变的诱因只是某些非重要机能的丧失。并且有必要每天，特别是在痛苦的时期——恐惧、忧郁、焦虑等等情况下——像重复祷文一样重复几遍：“我的爱的能力受到威胁了吗？没有！”“我的赞叹的能力受到威胁了吗？没有！”“我的创造能力受到威胁了吗？没有！”“我的学习能力受到威胁了吗？没有！”“我的品尝的能力受到威胁了吗？没有！”“我的传达的能力受到威胁了吗？没有！”

我们应该设想一种图案，一串由许多谷粒串成的谷穗，每一颗谷子都代表我们内心深处的一种机能，它们即使经历了最痛苦难捱的考验，也依然毫发无损；全世界所有的纳尔逊·曼德拉、马丁·路德·金、甘地和其他不知名的志同道合的人，哪怕将他们所经历过的痛苦全部加起来，也不会消除或损害这些机能本身。然后把这些谷穗送去发明作恶之法的愚蠢的人类身边，让谷粒在他们之间滚动："我的爱的能力受到威胁了吗？没有！没有！没有！"

是自我意识想追求永生，而不是存在本身！

牡蛎也象征着对生命的一种抵抗："我这一生都梦想着身体里能长出一颗珍珠，一颗又大、又圆、又润的珍珠，我为此付出了巨大的努力。每天，我都期待能看到在我体内黏液的中心出现一个浅粉色的小型突起物，可是到现在连分泌物的影子都没有。我现在老了，也变灰了，连合上壳的'啪'声都变得又低又轻……"

这只牡蛎忽略了一个最根本性的现实——珍珠是一种愈合过程的产物，而不是一种为了变得独特、获得承认而刻意努力的结果：

"好吧，即使从我们的角度来看，这可能看似接近某种艺术，但事实完全不，因为对牡蛎而言，制造珍珠是自身愈合和阻止外部入侵的一种方式。”

“什么是诱因？细小的岩石或沙砾进入贝壳内部，会在其体内引起强烈的刺激。”

“牡蛎显然无法靠自己刮去或清除侵入物，所以就用一种分泌物来包裹这个异物，这种分泌物一般是用来制造贝壳的，叫作碳酸钙，或者换一个精确的名字，你一定听说过：珍珠母。于是，这个颗粒物被裹上许多层，随着时间的推移和层数的增加，将会改变最终产物的形状和光泽。嘿！颗粒物终于被完全覆盖了，不会再产生刺激，此时我们就能看到一颗小珍珠。”

“因此，制造珍珠的过程首先是贝类为了消除外来颗粒物对自身造成的不适，而从我们的角度来看，它则类似于某种手工工艺。此类侵入物有时会被排除，摄入或者可能导致动物死亡，也就是说，这个过程对贝类而言并非没有危险。”

“总之，虽然这些软体动物不能适合所有人的口味，但它们的劳动成果却很受欢迎。这种手艺可以媲美金匠的劳动创造，归根结底还是一种愈合的手段。”[1]

把一种刺激的源头变成珍珠！把令人烦扰之物变成宝物！欢迎沙粒，而不要抵抗它！用它制造美，而不要拒绝它！但要完成这一切，都需要存在本身。

如果放任注意力被无用的求永生、求欣赏、求承认所垄断，它就没有精力再负担任何愈合的过程。任何伤害、恐惧、痛苦都需要关注，它们寻求的是一种能够接纳它们的存在，能够探究它们的带有教诲式的关注。唯一能真正把注意力投诸它们的方法，是练习观察此种寻求关注的运动轨迹。看它如何在自我和存在的世界之间来回往复。锻炼自己不加评判地把注意力从一个世界转移到另一个世界的能力，以便尽可能长时间（几秒钟）地把它留在存在的世界里。在存在的世界里，生命会歌唱：“此刻，我想倾听的是我自己的心跳。因为心还活着！”海龟还可能会补充说：“当我真正听到自己的心跳时，我也能够听到别人的心跳。”

倾听你心脏的搏动，以此作为训练吧！

这就是老人从神奇的对话中学到的。

---

① 引自西蒙·龙多《牡蛎如何长出珍珠？》。

老人因为一场邂逅而改变；邂逅的力量就在于它拥有一种与鲜活的生命彼此相连的美：“六个月过去，长着两条皱纹的老人漫步在没有沙堡的海滩上，留下了长长的一串脚印。他闭上眼睛聆听心脏强有力的搏动。这对他而言是一种新的体验，在邂逅那只难看的牡蛎之前，他从来没有注意过胸腔里这种特别的节奏。遇到牡蛎之后，他发现，这种节奏很熟悉，在牡蛎努力组织语言，想尽办法与他进行沟通时，他的身体里跳动着的就是这样的节奏……发觉这个显而易见的事实以后，他的疲劳就完全消失了。”

虽然我们的心脏在以不同的节奏跳动，但仍旧可能同步。一切都关乎存在的问题……

冠以爱之名
的迷失

从现在开始，你来做自己的心理医生……

讲给右脑的故事：萤火虫与蜉蝣

新生命诞生了，毫无征兆，又叫人挪不开眼。虫卵破裂，腿足伸开，湿润的眼睛微微闪烁，像细小的尘埃被微风扬起，而后在阳光下散落成光点。初生的翅膀纷纷张开，怯生生地振动在池水的表面漾起涟漪。

我栖身在一片长长的草叶顶端，看着暮光为这生命涌动的痕迹抹上蓝色、紫色和淡紫色。所有的沉默，所有的歌唱，都被分娩打断。一片小小的水面，就是一个大大的肚子，让所有的气息和注目都向它稽首。新生命就这样诞生了，愤怒而恐怖，精妙又无辜。

我并不是在场的唯一一个观众。每一次小的爆裂都会引得大自然吐出最深的叹息。树皮颤个不停，把波动传到树根内部，让地下的根茎也见证这翅膀与空气的初次相遇。地面和池水相互拍抚、磋磨，活像第一次懂得爱抚的滋味一样缱绻。石子纷纷移动身体，互相靠近。周遭的一切，无论哪种形式的存在，都是这场新生的揭露者，令它隐秘的存在无所遁形。哪怕最小的砾石、花朵或泥块，都让它内部最模糊的纽带被毫无保留地展示出来。

一片小小的水面，或粉色或黄色，都是一个大大的透明的腹部，点亮所有正在沉眠或行将衰败之物的精华。新生命就这样诞生了，温柔而暴烈，不可或缺又不可避免。

我听到新的小生命们发出的第一声低语，间或夹杂着第一阵哭叫。

我惊呆了。

“蜉蝣……”我想起他们叫什么了。小时候，妈妈给我讲故事时曾经提到过。这时，他们又开始了第二次发育，[1]有的还在飞，有的则停在叶柄上，没完没了地破卵而出，伸展腿足，闪起光点。

---

① 蜉蝣一生要经历数十次蜕皮，最终才能发育为成虫。——译者注

我压抑住自己的光，眼前的奇迹与我无关，我生怕自己被指责在这儿大出风头。我知道，造化在我身上是神奇的，正如世界上其他所有的生物一样。但我是一只萤火虫，如果在这样一个要求忘我和谦卑的场合发出过于亮的光，我会感到自责。于是我放慢呼吸，这是我出于尊重熄灭发光器的唯一方式。我一度有些窒息，但我还是努力避免引起过多的关注，尤其是在这种需要我消失的时候。我想看下去，看见一切。

现在，他们有成百上千只了。

夜的帷幕渐渐拉开，到了舞会的时间。微风拂过我所栖身的草叶，带动着我摇摆。这场演出是个奇观。

雄虫聚成一群。我知道这些是雄性——我体内的某种东西这样告诉我——这是某种古老的默契，某种刻在骨子里的印记。黑夜里的第一缕星光开始闪烁，雄性蜉蝣优雅地在水天之间成群起舞。

雌性蜉蝣们尚在犹豫。

这时，另一群雄性蜉蝣出现了。他们像离弦的箭一般跳出池塘，跳得足足有十米高。然后聚成一群，温和地在空中小幅度地上下悬浮。

雌性蜉蝣仍然在犹豫，担心着自己的外表，她们又经历了一次发育，蜕去了旧皮，现在，她们拥有了完美的体态。蜕下的皮落进池塘，随着波浪漂浮远去。那是身体脆弱的记录，是代表成长的雕塑，是筹备舞会的透明的痕迹。

在雌性蜉蝣聚集的上空，舞会的氛围愈发热烈，仿佛在呼唤姑娘们动起来，赐予恩典。这会儿，雄性形成了一片厚厚的、密集的云团，又或者是一缕飘着欲望气息的烟。呼唤还在继续。我也很兴奋，是作为雄性的兴奋。我尽最大努力调暗自己的发光器，可腹部还是不如所愿地亮了。我微微向内藏起一点身子，但又不想错过任何东西，于是还是支着头，俯身观察着。

令人悸动的事发生了，第一只雌性蜉蝣跳了出来。她展开的翅膀淋漓尽致地诠释了美的含义。她拍打的动作那般从容，这是飞行艺术的巅峰。在我面前的，是一具雌性躯体所化身的春之女神。她眼里的光变了，像一个个灵动的小石头——她在发光！这种光令我更加兴奋，不得不另找一片宽大的叶子藏身。她的身体不再属于任何物种，此时的这具身体是一种开放的邀请：是生命在邀请自己延续下去。她直奔雄性蜉蝣群而去，那姿态既迷惑别人，又像是自己也被迷住了。在这光芒面前，星光也黯淡了，颤抖着失了色。整片天都想落到凡间。

她飞到离虫群极近的地方，停了一阵，就停在庞大的虫群边缘。她似乎还在犹豫。也许她在用心体会腹内的感受。她微微动了动脑袋，似乎搞混了自己所激起的和感受到的欲望。也许她在聆听恳求者的翅膀合奏中所咏唱的期待和兴奋。她飘浮在原处。也许她很害怕，也许她受惊了，也许她觉得太容易受伤……我不知道，我只是在猜想，在提出假设——为了能更接近她，我要设身处地地理解她。

恐惧和快乐蔓延过我的身体。我想，我似乎有点儿栖身进这只雌性蜉蝣的身体里了。我想保护她，让她安心。毕竟她也才刚刚出生。虽然我连续经历了两三次发育，但我很容易能想到，这样铺天盖地的关注确实会引起某种恐惧。

然而，她突然落了下去，坠进仍有热度的细雨之中，消失了。我一个劲儿伸头找她，快把脖子抻断了。我也有了同样的欲望，同样的冲动。我重新捕捉到她的身影——雄性的海洋中一座雌性的小岛。她也在跳舞，上升，下落，再上升……踩着放荡的节拍，森林噼里啪啦作响，池水咕嘟嘟地翻腾：其他雌性蜉蝣伸展腿足，破卵而出！在缠缠绵绵的发情的海洋里，小岛变得多了起来。

气氛非常紧绷，夜色愈来愈深，愈来愈远，将闪烁和移动的一切都牢牢攫住，引向自己。夜说："对！"这种脉动支撑着世上的所有心灵，而发情的海洋正在其中起起落落。

我的目光一直追随着第一只雌性蜉蝣。突然，她的身后出现两条长长的细丝，她没有抵抗，相反，似乎在等待这次抢夺，这次抓捕。她蜷在抓捕者的足中，调整自己的动作，想显得自然和主动一些。我更努力地藏起自己，因为我的光实在是过于亮。无数火苗般的阴影引诱着我，阴影直接来自我的内部，点燃了周身的烈焰。雄性将她拉向自己，我看到他们抱作一对。其他的蜉蝣也一样，足伸展着，腹部相贴，夫妇们开始在空中滑翔，成双成对的夫妇越来越多。这是一场活在当下的婚礼，一次品味生活的庆贺。

我的朋友——我已经把她称作我的朋友了——随着她的伴侣的动作而轻摇。他们一同滑翔，尽尝着此刻脆弱的微风的气息。这会儿，空中只剩下这种载着他们的热腾腾的气息。兴奋撩拨着我，困扰着我，但又令我如痴如狂。

他们轻轻地下降，贴近水面。

繁殖结束了。

空气变得更饱满，更潮湿，更有真实感。其他夫妇跟着他们。雌性刚一完成最后一次蜕皮，便加入到了雄性的队伍里。这支芭蕾舞团在池塘上空聚合成圆圆的一团。我的朋友毫不费力地摆脱了伴侣的掌控。后者没有阻挠，只是舞蹈还在继续。维持这种身体的和谐，为的是转换到另一种运动，另一个阶段。她的眼睛更加闪亮，闪着满足的光。我也应该这样引人瞩目的，即使从空中也能看到我。我有点惭愧。她的腹部收缩，排出一些透明的小碎片。一个接一个，或者胶状的一串。我数了数——旁观者有这个时间——十、一百、一千、三千。它们仿佛生命的尘埃，有的零零散散，有的挨挨挤挤，一端由丝状的细线连接起来：这些卵将漂到根茎、石头或淤泥里去。它们沉入水中，或者应该说被水咽下去，我也说不清了。我很困惑。

那只雄性蜉蝣离开了，没有再回来。他全速飞行，加入虫群中，然后重新回到舞会里。在相同的嗡嗡声和振翅声中，他又开始上下起伏，就好像之前的那场邂逅不存在似的。他飞行的姿态如同没有过去，没有记忆。他在等下一只雌性伴侣。他怎么能这样？盛会如此华美，恩赐如此完整。

我感到我的全身变硬，所有的器官都绷紧了。敌意侵占了我的身体，令我再想不起别的什么了。我想抓住他，折断他的翅膀，把他带回水面，带回她的身边。我的朋友刚刚排空了身体，仰面浮在水上。尽管有池水的浸润，但她的身体还是黯淡了、褪色了。

去追拿雄性蜉蝣，还是靠近雌性蜉蝣？我摇摆不定。不知自己是更想打垮他，还是更想挽救她？

她的萎靡肉眼可见。我不能再等了，她要衰竭了。我冲了过去，但到了她身边，却又停住了。我一下子意识到自己并不认识她。产卵后另一些雌性正在萎靡，她们身体蜷缩，动作放慢，像随时会僵住似的。我的脚下是正在砌筑的水上墓园。

我必须做点什么。很多卵已经和尸体混在一处了。我的朋友还活着，她一定很强壮。我靠过去，挨着她，尽量克制地抚摸她。我落在她身边，在一朵睡莲的叶片上。我必须缩紧我的翅膀，以免它们太快干枯。她身上没有一处是干净的。我对她说："一定要活下去，你还从没见过阳光。"

她转过身来，惊讶地问我是谁。

"一只萤火虫——雄性的——从你出生那一刻起，我就喜欢上了你。你震撼了我，我从来没有像现在这样被打动过。你才刚刚出生，刚刚被爱，刚刚生育，你不可以死，我需要你。再过几个小时，天就要亮了，相信我，日出很值得一看。”我将这些词句不经思考就说了出来，用来抹去我的焦虑和苦楚。

我不认识她，但没有她，我不知道要如何活下去。是一见钟情？还是着迷于她的躯体、她的意志、她的恩典？我不知道。

她看着我，眼里折射出一种新的光，更苍白，更温和，也更锐利。

她说话虽然费力，但语气却很坚定：“不要喜欢一只蜉蝣，没有用的。无论如何，我们永远无法被爱。我们只能去爱。”

我怔住了。

虫群继续嗡嗡作响，尸体越堆越多。它们浸泡在代表族群延续的胶状卵中。一些雌性蜉蝣本来还活着，却就这样被溺死了。

我的朋友很安全；我把她推到了高高的草叶底下。那只曾经让她受精的雄性蜉蝣现在已经和另一只雌性蜉蝣抱成一团了。

敌意再度蔓延全身，我更沮丧了。我的朋友几乎快要消失了。我羞怯地对她承认："你怎么能这么说呢！你才刚刚遇见我，而我，从你出生起，就一直看着你，钦慕你，见证了你的一次次发育。你一来到这个世界，就让原来的我消失了。我越看你，就越想变成你。我想拥有你，就算有另一只雄性存在。我本可以等，希望有一天你能重获自由。那时，在我脑子里的某个暗处，我能感觉到，我们的光可以彼此融合，也可以彼此强化。"

她观察着我，用身体里残存的所剩无几的力气，目光、声音都很坚定地说："你一点也不了解我。你见证过我的两次发育的过程，这太少了。我在水下的时候就已经有过二十次变态发育，二十次蜕皮。每一次身体的剧变，都在为我来到这里做准备。你所看到的、还在继续的这场舞会，这场婚礼，是在为我的死亡做准备。每次改变，我都得放弃自己过去的样子或者曾经想成为的样子。四年间，我变了二十次。第二十次的时候，我要注入在水里吸取那一点点空气，让身体膨胀，好升到水面上。我以前从没想过我能做到。我费了不少力气，让自己膨胀再膨胀，但都无法漂浮起来。但我仍旧继续。我一直在坚持。最后，我终于变得轻盈。一个泡泡开始慢慢地向这里攀升。”

“舞会、婚礼、爱情、分娩……我还剩下两次转变。后面的事你都知道了。现在，我老了，非常老。在水下我曾梦想，在这个世界上有一种与死亡之间的友谊，以及与时间的默契。我找到了。我慢慢享受每一刻，而不是汲汲营营，害怕失去。这是我最后的转变。”

话音落下，再没有动静了。只有一次轻微的战栗，甚至没有带起涟漪。仅有的波浪来自远处：雄性蜉蝣们也开始衰颓了。之前的那只雄性蜉蝣掉了下来。雄性虫群组成的海洋越变越小。而雌性的小岛更是没有几座了。我朋友的躯体仿佛不存在一般，渐渐变成微弱的风的气息，生命将尽。

我努力想留住她，留住我们俩，刚刚她那番话反而令我不舍——她死了，我会失去一切。所以我坚持说：“我从来没经历过这样强烈的感情。这是生命的怒火。让我的生命有了全新的意义。我的光几乎是热的。你不能离开我。你可以教会我很多东西。我只求能听你说话，能爱慕你！”

没有回应。

过了一会儿，断断续续好似传来一些词句，气若游丝，没有别的支撑，纯粹发自内心：“我不想被爱慕，因为我不想受苦。爱慕不会改变蜉蝣的短暂存在，但庆祝却可以。所以，和我一起庆祝最后一次蜕皮吧，帮我为自己庆祝……庆祝我的生命！”

水面开始颤抖。刚才的喜悦流逝了。接着是一片安宁与平静。

我感到周身平静下来，脑海里浮现出几句话：“你说你爱上的那个身体，在你看到她的那一刻，就已经改变了。你所看到的她，已经是另一副模样了。如果你以为你喜欢的是后者，抱歉，为时已晚，她走了。你以为你在看某种形式或存在，实际上你看到的是变化。你不能被爱，只能去爱，这是常识，但我认为必须重复这件事。你只能通过承认自己的转变来发现爱的力量，并获得它。庆祝你的转变，自己也好，和他人一道也罢。”

我不再坚持了。能发出我的光就已经令我满足，即使它是冷的。

我的朋友明白：“你的光是冷的，这样很好。它很漂亮，很值得赞叹，这就够了。看着它，我能感受到一种来自我本身、来自生命深处的热度，我很欣赏这个能散发温暖的地方。冷光也是鲜活的，比火更有生命力，有人曾经这么对我说过——在水下的时候——我会从中寻找某些能够启发我的东西：一种庆祝。你的痛苦的来源，是你想要看到你的光能改变什么东西。这就是为什么你想留住我。你害怕你做得不够。但你没有权力阻止我走向这最后的、终极的蜕变；你只有爱的力量，爱我，爱我的力，爱我的爱……”

我就这样地陪伴在她身侧，目睹她渐渐丧失说话的能力。她在平静中离开了。

蜉蝣们的尸体被亮晶晶的卵吞噬，带进水中，随着池水消失了。

我振翅飞了起来。

我的世界再也没有夜，有的只是光。

精神分析师说

从右脑到左脑，从隐喻故事到现实中的心理分析，我没有其他钥匙能给你了，而你现在已经有了一整串钥匙。

点明最后一件事，一个终极谜题。我们依然不清楚精神分析师和脑科专家到底是独立的两个人还是同一个人。你可能已经注意到，两种猜想都没有具体的描述。

为什么呢？

原因很简单：因为你的爬虫大脑的治疗师……就是你自己！

欢迎来到人间！